AF555328

DU STRABISME.

DU
STRABISME,

PAR

LE Dr RIVAUD-LANDRAU,

MÉDECIN-OCULISTE,

MEMBRE DE L'ACADÉMIE ROYALE DES SCIENCES, ARTS ET BELLES-LETTRES DE DIJON,
MEMBRE CORRESPONDANT DE LA SOCIÉTÉ DE MÉDECINE DE POITIERS (VIENNE),
ANCIEN MÉDECIN DES ÉTABLISSEMENTS DE BIENFAISANCE DE LA MÊME VILLE.

LA GUILLOTIÈRE,

IMPRIMERIE DE J.-M. BAJAT,

Rue des Trois-Rois, 1.

1846.

Le travail que je livre aujourd'hui à l'impression date de 1842. Il a donc été écrit au moment où l'opération du strabisme, qui en fait le sujet principal, venait d'être accueillie avec cet enthousiasme, trop souvent irréfléchi, que le monde est toujours prêt à accorder à une découverte nouvelle, et jouissait en France de cette faveur momentanée qu'on donne en aveugle à tout ce qui a le mérite de la nouveauté. Présenté à l'Académie royale des sciences, arts et belles-lettres de Dijon, au mois de mars 1843, il me valut l'honneur d'être nommé membre correspondant de cette société, qui a compté et compte encore aujourd'hui dans son sein tant de nobles et glorieux talents. Depuis lors, il était resté enseveli dans mes papiers, et j'avais cru inutile de le publier.

A quoi bon, en effet? A cette époque parurent en même temps vingt écrits sur l'opération nouvelle. Mais ces nombreux travaux si hâtifs, empreints pour la plupart d'un certain cachet d'exagération, ou au moins d'enthousiasme, durent paraître, aux yeux des praticiens froids et sévères, avoir été mis au jour plutôt pour servir de piédestal à la réputation de ceux qui les avaient écrits, que pour éclairer la question. En effet, c'est une vérité cruelle à dire, mais, dans notre siècle de mercantilisme et de concurrence effrénée, un ouvrage, même en médecine, n'est souvent qu'un calcul de la part de l'auteur, qu'un moyen d'arriver plus promptement à la réputation et à la clientèle. Quant à moi, profondément pénétré de cette pensée du père de la médecine, que tout intérêt personnel doit s'éclipser et disparaître devant l'intérêt général, et désirant, avant de livrer mon travail à l'appréciation de mes confrères, connaître la valeur réelle, et surtout la durée des effets que j'avais observés, je crus de mon devoir d'attendre avec patience une occasion favorable.

Cette occasion, le temps qui modifie tout,

semble l'avoir fait naître par les changements qu'il a apportés dans l'opinion au sujet de l'opération du strabisme. En effet, par des raisons difficiles à comprendre et à expliquer, cet enthousiasme qui salua l'apparition de la nouvelle découverte, cette vogue immense qui l'accueillit à son entrée dans le monde médical, tout cela s'est évanoui pour faire place à l'oubli le plus grand, au délaissement le plus absolu. C'est à peine si on fait encore quelques rares opérations. A quoi tient donc ce changement si brusque, si soudain ? et comment se fait-il qu'une opération, hier encore si renommée, si suivie, soit presque ensevelie maintenant dans les profondeurs de l'oubli ? N'aurait-elle pas répondu à l'attente générale? n'aurait-elle pas procuré les avantages qu'on lui demandait ? ou, ce qui serait plus triste à croire, serait-il vrai, comme le disent certains esprits maussades, que la mode en serait passée en France? Oh! non; jugeons mieux notre siècle, et ne pensons pas qu'il soit incapable d'accorder plus de quelques jours d'attention sérieuse à une découverte bonne et utile. Croyons plutôt que c'est là le calme profond, le repos nécessaire qui succède toujours à l'enthousiasme et à l'admiration : car toute passion n'est qu'une exagération de la réalité, et ne peut durer que quelques moments. Croyons que cette indifférence n'est que momentanée, et que le jour n'est pas éloigné où se manifestera une réaction heureuse et réfléchie.

Pour moi, pénétré comme je le suis de l'importance et de la valeur de la myotomie oculaire, j'ai cru le moment opportun pour rappeler l'attention éteinte sur une question aussi grave, aussi utile. J'ai attendu jusqu'à ce jour, afin que les faits, sur lesquels je m'appuie, eussent pour eux la sanction du temps, et qu'on ne pût pas me jeter à la tête cette vieille et banale objection des gens qui ne veulent pas voir : « La guérison n'est que momen- » tanée ; le strabisme reparaît plus tard. » Les observations sur lesquelles mon mémoire est appuyé sont anciennes; elles remontent presque toutes à plusieurs années. Si la difformité avait dû reparaître, je suis en droit de croire, je le pense, qu'elle n'eût pas attendu jusqu'à ce jour. C'est donc sans aucune crainte que je présente mon travail aux médecins, mes confrères; car j'ai pour moi deux choses que nul ne peut contredire : la vérité des faits, la sûreté des résultats.

Mon mémoire est divisé en trois parties. Dans la première partie, après quelques détails historiques sur la découverte de l'opération, j'entre en matière par quelques considérations générales sur le strabisme, ses espèces, ses formes et ses causes.

Dans la deuxième partie, je m'occupe exclusivement de l'opération chirurgicale elle-même et de quelques uns des procédés qui sont mis en usage pour la pratiquer.

La troisième partie traite des phénomènes particuliers qui accompagnent et suivent l'opération. Elle est suivie de la relation exacte et détaillée d'un assez grand nombre d'observations, sur lesquelles, comme je l'ai dit, ce travail est appuyé.

J'avais eu un moment l'idée de faire précéder ce mémoire d'une description anatomique de l'appareil musculaire de l'œil ; mais, comme je n'avais rien de neuf à dire sur la matière, et que je n'aurais pu que répéter ce qui a déjà été dit par beaucoup d'autres avant moi, j'y ai renoncé, préférant renvoyer aux auteurs qui s'en sont occupés, que d'allonger mon travail par une digression anatomique inutile, puisqu'elle a déjà été traitée. On peut consulter, pour ces détails anatomiques, les excellents travaux de MM. Diffenbach, J. Guérin et Bonnet (de Lyon).

Première Partie.

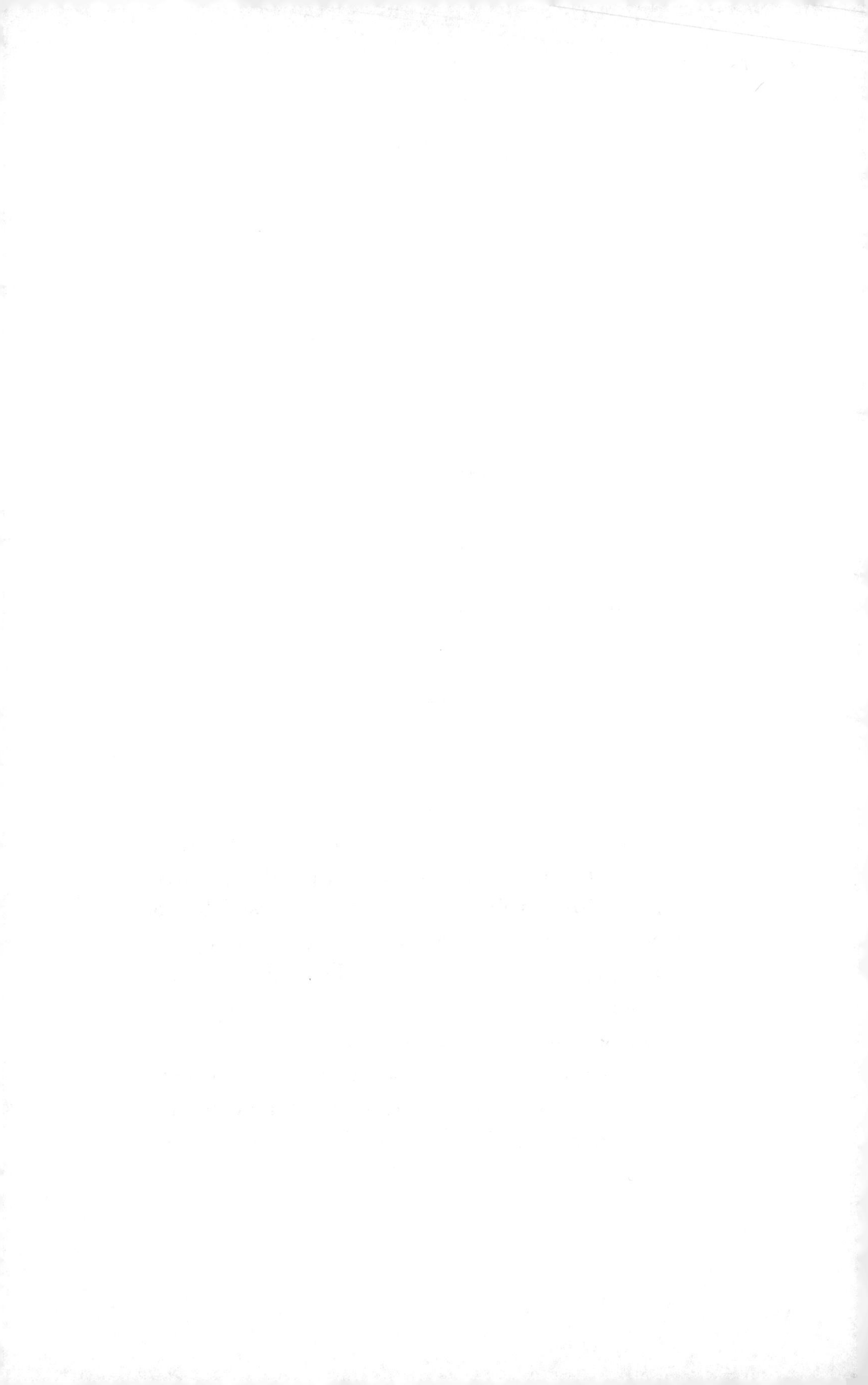

Aperçu historique.

Strabisme.

Ses formes. — Ses espèces. — Ses causes.

Deux choses qui m'ont étrangement surpris et profondément blessé, depuis que je suis entré dans la pratique médicale, ce sont : la jalousie absurde et haineuse qui existe entre les membres du corps médical ; le mépris avec lequel certains hommes, que le hasard, plus encore que le talent, a placés à la tête de la science, accueillent ordinairement une découverte, ou une médication nouvelle. L'histoire de l'opération du strabisme nous fournira une preuve de cette double vérité. Nous serons à même de voir, en effet, dans l'exposé rapide que je vais en faire, comment la découverte nouvelle, attaquée à son apparition dans le monde médical avec un acharnement aveugle et insensé par quelques uns des princes de la science, comme on les appelle dans un style tant soit peu aristocratique, puis revendiquée en même temps par une foule de prétendants jaloux d'une priorité incontestable, parvint enfin, après des phases diverses et des fluctuations nombreuses, à conquérir la place qui lui était due à si juste titre, et fut plus tard reconnue et admirée, même par ceux qui, dans le principe, s'étaient montrés ses plus acharnés détracteurs.

Mais, je l'avoue d'avance, pour un écrivain juste et impartial, la tâche est longue et difficile. Comment, en effet, arriver à la découverte de la vérité au milieu de ces discussions sans nombre et sans fin, qui furent répétées alors par les journaux de médecine, et dont plusieurs trouvèrent accès, même auprès des académies scientifiques? Comment se reconnaître à travers cette foule de prétendants à la priorité, à l'invention, qui, tous, apportaient des preuves incontestables, du moins à leur avis, pour appuyer leurs droits?

Au milieu de ce chaos, le plus simple, je crois, est d'éviter toute discussion oiseuse, d'établir franchement son opinion et d'éviter avant tout les questions de noms et de personnes. A quoi bon, grand Dieu ! raviver des discordes éteintes et rappeler l'attention du monde sur une concurrence ridicule et inconnue peut-être dans l'art médical, avant notre époque... de progrès et de civilisation !

Voici, je crois, les faits dans toute leur vérité :

Au mois d'octobre 1839, la presse médicale annonça dans ses colonnes que le docteur Diffenbach, chirurgien de Berlin, venait d'obtenir la guérison radicale du strabisme par la section des muscles de l'œil.

Un fait incontestable, c'est qu'avant cette annonce, aucun médecin, français ou étranger, n'avait encore indiqué cette opération comme moyen de remédier à la déviation du globe de l'œil. Ainsi donc, en admettant même, ce qui est douteux, que quelques chirurgiens en eussent eu l'idée, il n'en reste pas moins établi que le médecin de Prusse l'ignorait complètement, puisque personne jusqu'à ce jour n'en avait parlé. On peut donc, sans être taxé de partialité, rapporter à Diffenbach tout l'honneur de sa découverte, puisqu'il est constant qu'il ne put être guidé par aucun écrit antérieur.

Néanmoins, il ressort des faits que l'idée première de l'opération nouvelle ne lui appartient peut-être pas entièrement. Il est même probable qu'elle lui fut suggérée par quelques tentatives faites sur le cadavre par le docteur Stromeyer, l'un de ses confrères de Prusse. Mais, en tout cas, ce qui reste bien nettement établi, c'est que Diffenbach, le premier, osa appliquer ce procédé opératoire au vivant. La hardiesse du chirurgien fut couronnée d'un succès éclatant.

Mais si, jusqu'à ce moment, nul n'avait écrit, ni réclamé, il en fut bien autrement lorsque l'opération annoncée eut fait sensation parmi les praticiens. Alors surgirent de toutes parts et de tous les coins de l'Europe une foule de prétendants, et les journaux de médecine suffisaient à peine pour enregistrer chaque jour les réclamations nouvelles. Chacun se disputait à l'envi le mérite de l'invention. Il était réellement aussi étrange que curieux, pour l'observateur philosophe, de voir quotidiennement grossir le nombre de ces inventeurs en sous-œuvre, qui, tous, prétendaient avoir fait la découverte, et réclamaient à grands cris la priorité. Combien y en avait-il pourtant qui, au fond de leur conscience, savaient bien qu'ils demandaient un honneur qui ne leur appartenait pas!

Mais j'ai promis de bannir de mon travail toute question de personnes. Aussi dirai-je seulement que, grace au temps, qui juge tout, ces prétentions sont aujourd'hui appréciées et estimées à leur juste valeur. On a fait à chacun sa part, suivant son mérite, et la vérité, cachée un moment dans les ténèbres de ces débats contradictoires, est enfin sortie, claire et lumineuse, de tout ce chaos de contestations absurdes, que dictèrent l'envie, la jalousie des uns, l'orgueil et l'amour-propre des autres.

Pour moi, qui ai étudié les faits avec sang-froid, parce que je ne prenais aucune part à ces disputes, et qui n'ai pas de raisons pour préférer plutôt les uns que les autres, je n'hésite pas à partager l'honneur de la découverte entre les deux chirurgiens de Prusse. A Stromeyer, l'idée première du procédé opératoire; à Diffenbach, la première application au vivant : à lui donc, le premier succès !

Tandis que cette misérable question de priorité jetait la discorde parmi quelques praticiens, l'opération nouvelle était attaquée d'un autre côté dans sa valeur chirurgicale. Certains de ses adversaires allaient même jusqu'à nier son efficacité, jusqu'à dire qu'elle ne pouvait produire aucun résultat. Ces attaques violentes, dirigées par des hommes haut placés dans la science, et qui étaient d'autant plus terribles qu'elles s'étayaient sur des faits pratiques, car plusieurs opérations venaient d'être pratiquées sans succès par deux des chirurgiens les plus famés de la capitale, ces attaques jetèrent sur l'opération nouvelle la défaveur et le doute, et beaucoup de praticiens restèrent incertains, attendant des preuves nouvelles.

Cependant le temps marchait, les partisans augmentaient de jour en jour, et les succès devenaient plus nombreux et plus certains. Malgré cela, quelques uns doutaient encore. Enfin la présentation à l'Académie de médecine de quelques opérés vint éclairer complètement la question.

Le doute n'étant plus possible, il était permis dès-lors d'espérer que les défiances allaient cesser. Tout n'était pourtant pas terminé. Battus sur un premier point, l'efficacité de l'opération, les hommes qui avaient commencé par nier le succès, furent forcés de donner une nouvelle direction à leurs attaques. Ils avancèrent alors que le résultat, évident il est vrai, après la section musculaire, n'était que momentané, et que la difformité, vaincue pour un instant, ne devait pas tarder à reparaître. Or, comme il n'y avait point de faits pour appuyer cette assertion, ils exhumèrent pour les étayer quelques vieilles théories plus ou moins spécieuses, que je me garderai de développer ici. Malheureusement pour eux, l'avenir se chargea encore une fois de démolir le grossier échafaudage de leurs erreurs, et toutes les théories, toutes les hypothèses s'écroulèrent sous la brutalité des faits et la sanction de l'expérience.

Malgré cela, chose difficile à croire, il reste parmi les médecins, certains hommes qui doutent encore, et qui sont disposés à vous répéter aujourd'hui cette vieille et grossière objection. Qu'y faire? on ne peut pas convaincre ceux qui ne veulent pas à toute force être convaincus. Mieux vaut les laisser dans une erreur qu'ils caressent et dont ils ne veulent pas sortir. Peut-être un jour la Providence daignera-t-elle leur dessiller les yeux. Quant à moi, je n'hésite pas à le déclarer, je suis convaincu que le strabisme qui disparaît après une opération, ne peut jamais reparaître dans la suite. La section musculaire bien faite, bien complète, procure une guérison sûre et radicale. Je ne crains donc pas de le dire, la myotomie oculaire offre toutes les garanties de certitude et de sûreté désirables : c'est, selon moi, une des plus belles découvertes dont puisse s'enorgueillir notre époque chirurgicale.

STRABISME.

Il y a strabisme toutes les fois que, par une cause quelconque, le parallèle qui doit exister à l'état normal entre les deux axes oculaires est détruit.

On entend par axe oculaire ou visuel, une ligne imaginaire qui, partant du centre de la cornée transparente, irait aboutir directement, et sans subir aucune déviation, au centre de la rétine, en traversant dans son trajet le cristallin dans son point central.

Le strabisme, congénital dans quelques cas, s'acquiert le plus souvent après la naissance. C'est surtout dans la première enfance qu'il se manifeste, et si, parfois, il se montre dans l'âge mûr, c'est ordinairement à la suite de lésions traumatiques du globe de l'œil, d'altérations de certaines membranes, ou pendant le développement de quelques maladies des humeurs ou des parties nerveuses de l'organe oculaire. Ainsi, il n'est pas rare de le voir paraître à la suite de taches de la cornée qui gênent la vision, pendant la formation de cataractes, ou dans le cours de l'amaurose et de la diplopie. Dans ces trois derniers cas il est d'ordinaire fort léger.

Ce qui frappe tout d'abord, quand on examine un individu affecté de strabisme, c'est la direction vicieuse du globe de l'œil : direction qui varie suivant les formes multiples du strabisme. Il existe donc une difformité matérielle, évidente pour l'observateur le moins attentif, et qui ne permet pas que le diagnostic soit incertain ou erroné. Reconnue et signalée par tous les auteurs anciens, nous la retrouvons chez les Grecs et les Latins sous les dénominations de στραβισμος et de *strabositas* (στρεφω, tourner) avec une description exacte et fidèle de ses symptômes et de ses variétés. Il est facile de voir que, du mot grec, les modernes ont fait, sans grand effort de génie, le mot *strabisme*, dénomination généralement acceptée aujourd'hui dans la science.

Il existe un symptôme moins appréciable, mais qui n'en est pas moins constant et certain, c'est la faiblesse de l'œil louche. Cette espèce d'ambliopie, reconnaissable dans la plupart des cas au peu de mobilité et quelquefois à la dilatation anormale de la pupille, s'observe partout où il y a déviation. Elle accompagne toutes les formes, toutes les espèces du strabisme, se montre légère ou intense, suivant qu'il est récent ou ancien, faible ou fort. J'ai remarqué en effet que, lorsque les deux yeux sont simultanément atteints, c'est toujours l'œil le plus louche qui est aussi le plus faible. J'aurai à rechercher en temps et lieu si cette ambliopie est cause du strabisme, comme l'ont prétendu quelques auteurs, Buffon entre autres, ou si elle n'en est que l'effet. Je ne fais que la signaler ici comme symptôme concomitant de la déviation oculaire.

FORMES ET VARIÉTÉS DU STRABISME.

Les formes et les variétés du strabisme sont nombreuses; nous allons les énumérer. Elles présentent des différences remarquables sous le rapport de leur fréquence. Les deux grands types que l'on rencontre le plus habituellement dans la pratique, sont : 1° le strabisme convergent ou interne; 2° le strabisme divergent ou externe. De ces deux variétés, la première est de beaucoup plus fréquente que la seconde. En troisième lieu, on trouve quelques cas épars de strabisme en haut et en dedans. Toutes les autres formes sont si rares, qu'on peut les considérer comme des exceptions à la règle générale. Elle sont connues sous les noms de strabisme en haut (*sursùm vergens*), de strabisme en bas (*deorsùm vergens*), et de strabisme en dedans et en bas. M. Baudens veut qu'on ajoute à cette classification deux autres variétés, qu'il désigne sous les noms de strabisme en bas et en dehors et strabisme en haut et en dehors; mais je dois dire que, jusqu'à présent, il est le seul observateur, je crois, qui les ait rencontrées.

On comprend maintenant que s'il fallait classer et diviser toutes les formes du strabisme suivant leur degré d'intensité, elles se multiplieraient à l'infini. Quelle multitude de degrés, en effet, à passer en revue, depuis le faux-trait, qui est la variété la plus simple et la plus légère, jusqu'au strabisme fixe et si prononcé, qu'une grande partie de la cornée se trouve cachée dans un angle de l'orbite. Mais il suffit de signaler les deux points extrêmes de cette longue classification; car l'énumération n'offrirait aucune importance et aucun intérêt.

Le strabisme est simple ou double, c'est-à-dire qu'il n'affecte qu'un seul œil, ou qu'il existe simultanément dans les deux yeux. J'ai remarqué qu'il attaquait de préférence l'œil droit. Est-il double, il est toujours plus prononcé dans un œil; c'est une règle générale. Le seul strabisme double qu'on soit à même d'observer fréquemment dans la pratique, c'est le convergent ou interne. Les autres sont très rares. On voit pourtant quelquefois des cas de strabisme divergent double, plus rarement encore quelques strabismes en haut et en dedans. Mais, pour mon compte, je n'ai jamais vu les autres variétés attaquer les deux yeux ensemble; je ne les nie pas pour cela, mais je les crois d'une excessive rareté.

ESPÈCES DU STRABISME.

Le strabisme peut être périodique ou intermittent, c'est-à-dire qu'il se montre tout à coup dans certaines conditions, puis disparaît pour revenir plus tard, les mêmes conditions se renouvelant. Cette espèce se développe d'ordinaire sous l'influence de quelque affection nerveuse, d'une passion forte et concentrée de l'âme, ou de la dentition chez les enfants.

Il y a des strabismes qui sont permanents ou continus. Entre ces derniers, dit M. Bonnet (1), il faut établir une distinction. Il y a des strabismes qui sont permanents en ce sens qu'il n'y a jamais de parallélisme entre les deux axes oculaires, et dans lesquels pourtant chacun des deux yeux peut, sous l'influence seule de la volonté du malade, se redresser isolément, mais jamais simultanément avec celui du côté opposé.

Il y a d'autres strabismes qu'on peut appeler avec plus de raison continus ou fixes; parce que l'œil dévié ne peut se redresser dans aucune circonstance, quels que soient les efforts tentés par le malade.

De ces trois espèces de strabisme, celle qu'on observe le plus fréquemment, c'est sans aucun doute la seconde, c'est-à-dire celle qui est permanente d'un côté ou de l'autre, mais dans laquelle chaque œil, observé séparément, peut se redresser sous l'influence de la volonté.

Je n'ai jamais observé, sur plus de quatre cents malades, que deux strabismes fixes : tous les deux

---

(1) *Traité des sections tendineuses*, p. 68.

étaient doubles. L'un était divergent, l'autre convergent. Le premier était fixe des deux côtés, le second d'un seul, le côté droit.

Maintenant si on réfléchit un moment à l'appareil musculaire qui est chargé d'imprimer les mouvements à l'œil, il est facile de s'expliquer *à priori* toutes les formes du strabisme par une cause inhérente aux organes de locomotion et de mouvement. En effet, pour que le globe de l'œil conserve sa position normale au centre des paupières, il faut qu'il y ait harmonie, équilibre parfait, répartition égale des forces entre les quatre grandes puissances motrices. Je dis les quatre puissances, parce que les deux muscles obliques n'impriment à l'œil que des mouvements de rotation. Cet équilibre détruit par une cause quelconque, l'organe se trouve nécessairement entraîné hors de sa position normale, et, de là, le strabisme. On peut donc pressentir que les muscles jouent le rôle principal dans la production de cette difformité. Je vais le prouver d'une manière évidente, en étudiant les causes de la déviation oculaire.

ÉTIOLOGIE.

Il n'y a peut-être pas de maladie à laquelle on ait assigné plus de causes diverses qu'au strabisme. Les opinions les plus opposées, les sentiments les plus contradictoires ont, à ce sujet, divisé de tout temps les auteurs. On a tour à tour mis en jeu, pour expliquer cette difformité, toutes les membranes ou toutes les humeurs qui composent l'œil. Un coup-d'œil rétrospectif sur cette étiologie si multiple nous fournira la preuve de ce que nous avançons : cette étude sera intéressante au double point de vue de l'histoire et de la philosophie, puisque d'un côté elle nous apprendra les opinions admises jusqu'à ce jour, et que de l'autre elle nous fera voir combien il faut à l'esprit humain d'essais infructueux, d'efforts impuissants, de travaux pénibles, de temps surtout, pour arriver à la découverte d'une vérité que, le plus souvent, le hasard ou la Providence lui découvre au moment où il désespérait d'y arriver jamais.

Le strabisme est classé par quelques auteurs parmi les maladies de la cornée transparente. Voici comment Maître-Jan s'explique dans son

Traité des maladies de l'œil (1) : « Je le mettrai (le strabisme) au nombre des maladies » de la cornée, parce qu'il est constant que cette » maladie ne vient que d'une mauvaise confor- » mation de la cornée transparente, qui, étant » plus tournée du côté du grand angle ou du petit » angle, ou vers le haut ou vers le bas, oblige » ceux qui ont un tel vice à regarder de travers » ou par le côté. » Cette opinion a besoin d'explication : Maître-Jan veut dire par ces paroles que chez les louches, le point de la cornée le plus éminent, au lieu d'être au centre de cette membrane, comme à l'état normal, se trouve porté, soit en dedans, soit en dehors, soit en haut, soit en bas, suivant la forme du strabisme. Il résulte de cette conformation une réflexion vicieuse des rayons lumineux, qui force l'œil affecté à regarder de travers. Cette opinion, comme on le voit, est appuyée sur un fait d'observation tout à fait inexact; c'est une hypothèse gratuite et qui tombe aujourd'hui d'elle-même. Et pourtant, tellement est grande la confiance que les hommes ont en leurs propres idées! Maître-Jan termine ainsi ce qu'il dit du strabisme : « De ce que je viens de dire des » yeux louches, et de la cause de ce vice, on peut

(1) Page 394 (1740).

» juger si nos auteurs ont bien rencontré dans les » différents raisonnements qu'ils ont faits sur » cette maladie, s'il m'est permis de me servir » comme eux de ce terme, et s'ils ont eu grande » raison de proposer des remèdes pour rétablir » ce vice naturel, de lui-même irréparable. Je » pourrais réfuter toutes les raisons, si ce que je » viens de dire n'était plus que suffisant pour les » détruire (1). » Qu'eût répondu le grand chirurgien, si on lui eût dit alors que cette opinion, dont il était si sûr, tomberait un siècle plus tard devant la preuve matérielle des faits, malgré l'appui de son grand nom?

Suivant quelques auteurs, le strabisme peut être dû à un déplacement léger de la lentille cristalline. « Dès que, par quelque cause que ce soit, » dit Guérin, la position des deux cristallins dans » une même personne ne sera pas la même, il » faudra que les yeux se tournent de façon à » faire tomber sur des parties correspondantes des » deux rétines l'objet regardé, d'où il en résulte » un strabisme (2). » C'est donc encore ici une réflexion vicieuse des faisceaux de lumière qui contraint l'œil affecté à prendre une position irrégu-

---

(1) Maitre-Jan, page 399.

(2) Guérin (de Lyon), *Traité des Maladies des yeux*, page 409.

lière, par rapport à celui qui est sain. Il n'y a qu'un fait qui puisse donner raison à cette théorie, du reste fort ingénieuse, c'est la preuve de ce prétendu déplacement du cristallin. Au reste, je ne sais pas même si, en admettant ce déplacement de la lentille, on pourrait le donner pour cause du strabisme; car j'ai observé plusieurs fois, dans ma pratique, des cas de déplacement traumatique du cristallin, ou de cataractes partielles, et malgré cela, il n'y avait pas eu production du strabisme.

Herman Boheraave explique ainsi le strabisme: « Il est en nous une certaine science naturelle, » dont il est impossible de donner l'explication, » en conséquence de laquelle, si nous voulons » voir un objet, nous faisons qu'il s'offre directe- » ment à notre œil; de façon cependant que les » rayons de l'objet tombent en même temps, au- » tant que faire se peut, sur le même point dans » l'autre œil. Je suppose donc que l'œil droit soit » bon, et que le gauche ait le point voyant dans » la rétine placée fort près du nez : pour lors l'un » verra directement, et l'autre sera attiré vers le » nez. Si un œil est bon, mais que l'autre n'ait » pas le point voyant de la rétine placé dans le » milieu, mais tourné vers le haut, l'un des deux » verra pour lors directement, et l'autre sera tiré » vers le haut. Soit donc que l'œil regarde en » haut, soit qu'il regarde en bas, ou sur les côtés,

» cette indisposition proviendra toujours de quel-
» que changement qu'aura éprouvé le point voyant
» de la rétine (1). »

M. de la Hire et plusieurs autres après lui ont soutenu cette opinion que le strabisme provient d'un défaut de la rétine. « Ils ont prétendu, dit » Buffon, que l'endroit de la rétine qui répond à » l'extrémité de l'axe optique était beaucoup plus » sensible que tout le reste de la rétine. Les objets, » ont-ils dit, ne se peignent distinctement que » dans cette partie plus sensible; et si cette partie » ne se trouve pas correspondre exactement à » l'extrémité de l'axe optique dans l'un ou l'autre » des deux yeux, ils s'écarteront et produiront le » regard louche par la nécessité où l'on sera, dans » ce cas, de les tourner de façon que leurs axes » optiques puissent atteindre cette partie plus sen- » sible et mal placée de la rétine. » Cette théorie est réfutée victorieusement selon nous par les paroles du même auteur, que voici : « Il semble que » M. de la Hire n'ait pas fait attention à ce qui » arrive aux personnes louches lorsqu'elles fer- » ment le bon œil; car alors l'œil louche ne reste » pas dans la même situation, comme cela de- » vrait arriver, si cette situation était nécessaire

---

(1) Boerhaave, *Maladies des yeux*, page 189.

» pour que l'extrémité de l'axe optique atteignît
» la partie la plus sensible de la rétine, et il faut
» donc chercher une autre cause à cet effet (1). »
J'ajouterai qu'il est admis aujourd'hui, par tous les physiologistes, que la rétine est également sensible dans tous les points, et que le prétendu point voyant de Boheraave existe sur toute la surface. Je n'ai besoin d'en donner pour preuve que ces cas d'amaurose partielle dans lesquels les malades ne peuvent distinguer un objet que dans une certaine position anormale de l'œil, lorsqu'il est placé tout à fait latéralement par exemple, ou à leurs pieds; sur une dixaine de cas que j'ai été à même d'observer, je n'en ai rencontré aucun qui fût compliqué de strabisme.

Nous arrivons maintenant à cette autre cause donnée par Buffon, et qui, sur l'appui de son grand nom, fut adoptée beaucoup plus généralement que toutes les autres. Elle consiste à donner l'explication du strabisme par une inégalité de force entre les deux rétines. Voyons comme le naturaliste développe sa théorie.

« La cause la plus générale, la plus ordinaire
» du strabisme, et dont personne, que je sache,
» n'a fait mention, c'est l'inégalité de force dans

---

(1) Buffon, *Œuvres complètes*, tome X, page 251.

» les deux yeux. Je vais faire voir que cette iné- » galité, lorsqu'elle est d'un certain degré, doit » nécessairement produire le regard louche; et » que, dans ce cas, qui est assez commun, ce dé- » faut n'est pas une mauvaise habitude dont on » puisse se défaire, mais une habitude nécessaire, » qu'on est obligé de conserver pour pouvoir se » servir de ses yeux.

» Lorsque les yeux sont dirigés vers le même » objet, et qu'on regarde des deux yeux cet ob- » jet, si tous deux sont d'égale force, il paraît » plus distinct et plus éclairé que quand on le re- » garde d'un seul œil. Mais lorsque les yeux sont » de force inégale, j'ai trouvé qu'il en était tout » autrement; un petit degré d'inégalité fera que » l'objet vu de l'œil le plus fort sera aussi distinc- » tement aperçu que s'il était vu des deux yeux; » un peu plus d'inégalité rendra l'objet, quand il » sera vu des deux yeux, moins distinct que s'il » est vu du seul œil plus fort; et enfin une plus » grande inégalité rendra l'objet vu des deux yeux » si confus, que, pour l'apercevoir distinctement, » on sera obligé de tourner l'œil faible et de le « mettre dans une situation où il ne puisse pas » nuire (1). »

---

(1) Buffon, *Œuvres complètes*, tome X, page 254.

Cette explication de M. de Buffon s'appuie, comme on le voit, sur ce fait que j'ai signalé plus haut, que toujours l'œil louche est plus faible que l'autre. Le naturaliste a conclu de cette observation constante de l'ambliopie dans les yeux louches, que cette affection pouvait seule en être la cause. Le fait est exact, mais l'interprétation qu'on lui a donnée est fausse; je m'appuie, pour le prouver, sur les faits qui surviennent après la section des muscles, après l'opération; je m'explique.

S'il était vrai que l'ambliopie qui existe dans l'œil louche fût la cause première et réelle de sa déviation, il est évident que l'opération proposée pour remédier à la difformité ne pourrait servir à rien. En effet, pour pouvoir raisonnablement compter sur une guérison radicale, dans un cas quelconque, il faut détruire et faire disparaître complètement les causes qui ont donné naissance à l'affection, ou qui l'entretiennent. Eh bien! quelle influence peut avoir une section musculaire, soit simple, soit multiple, sur une faiblesse de la rétine? aucune. Il résulte de là que, si cette faiblesse est la cause véritable du strabisme, comme elle ne peut, en aucune manière, être modifiée ou améliorée par l'opération, la difformité doit nécessairement reparaître; il n'y a pas à sortir de là. L'argument est péremptoire et décisif;

la cause existant toujours, l'effet doit inévitablement se reproduire.

Les adversaires du traitement chirurgical l'avaient bien compris, car c'est précisément sur cet argument qu'ils fondent leurs attaques. Ainsi, M. Roux, lorsqu'il combat l'opération, s'exprime ainsi : « Il est évident qu'on ne peut appeler guérie » une personne louche, par cela seul que l'œil » peut reprendre sa direction normale, sitôt après » l'opération. L'œil louche est toujours plus faible » que l'autre ; il ne devient pas plus clairvoyant » par le redressement ; la faiblesse visuelle per- » sistant de ce côté, rend l'organe inutile comme » auparavant, et il finit à la longue par se tourner » en dedans, et l'opération reste tout à fait inu- » tile. » Sans nul doute, c'est là ce qui doit arriver, si l'ambliopie est la cause du strabisme. Mais est-il vrai que ce soit, en effet, ce qui arrive ? là est toute la question. Eh bien ! je n'hésite pas à le dire : non, les faits ne se passent pas ainsi ; et si, au moment où le traitement chirurgical apparut au milieu du monde médical, cette opinion trop hâtive pouvait être défendue avec quelque apparence de vérité, il n'en est plus de même aujourd'hui, que des faits innombrables sont venus en démontrer toute la fausseté. En effet, je ne pense pas qu'il y ait, dans la science, une seule voix qui ose s'élever contre la valeur d'un traitement chirurgical, lorsque ce traitement est appuyé sur des milliers de résultats acquis et prouvés par le temps. On peut donc sans crainte avancer que le strabisme ne reparaît jamais, lorsqu'il a disparu, après une section musculaire bien faite : les insuccès sont la faute des opérateurs et non pas de l'opération. Pour moi, je puis affirmer que jamais je n'ai rencontré de récidive. Ne suis-je pas en droit de conclure maintenant, contrairement à l'opinion ci-dessus développée, que l'ambliopie de l'œil louche n'est pas la cause du strabisme?

On m'objectera peut-être ces strabismes qui accompagnent parfois le début de l'amaurose ou de la cataracte, et qui paraissent liés à l'une et à l'autre de ces affections. Mais à cela je réponds : que ces cas, tout à fait exceptionnels, ne peuvent déjà, par cela même, être fournis à l'appui d'une théorie générale; que, d'un autre côté, on ne peut, de bonne foi, qualifier de strabisme ce faux trait léger, ou plutôt cette incertitude de l'œil amaurotique ou cataracté.

Et si j'avais besoin d'une dernière preuve en faveur de mon opinion, je la trouverais dans le mode de manifestation opposé des deux maladies. En effet, le strabisme survient, en général, d'une manière brusque, spontanée, subite, à la suite d'un accès convulsif par exemple; l'ambliopie ou l'amaurose, comme on l'appelle lorsqu'elle est arrivée à un certain degré, suit au contraire, le plus souvent, une marche lente, graduelle. Il faut en exempter certains cas d'amaurose congestive, qui se montrent sous la forme apoplectique, cas heureusement assez rares. Comment, dès-lors, deux maladies qui ont, dans la grande généralité des cas, des modes de manifestation si opposés, pourraient-elles avoir aucune relation étiologique entre elles ?

En attribuant le strabisme à la faiblesse de l'œil dévié, on s'est donc étrangement trompé. On a tout simplement confondu la cause avec l'effet : j'en trouve encore la preuve incontestable dans les phénomènes qui surviennent après l'opération. Qu'arrive-t-il en effet dans un grand nombre de cas ? La faiblesse de l'œil dévié diminue peu à peu, et finit souvent par disparaître complétement, sitôt que l'œil, replacé par l'opération dans sa position normale, peut alors servir à la vision, pour laquelle il était impropre auparavant. N'est-il pas plus rationnel dès-lors de penser que la raison de sa faiblesse était précisément cette inactivité forcée, dans laquelle le strabisme le tenait placé, puisque l'activité lui rend toute sa force, toute son aptitude fonctionnelle.

Arrivons de suite à un autre ordre de causes ; je veux parler de celles qui sont inhérentes aux organes de locomotion et de mouvement, aux muscles, en un mot; et, comme on peut le présumer, c'est dans cette dernière série que nous allons trouver les causes réelles et palpables de la difformité oculaire.

L'idée première de donner l'explication du strabisme par un dérangement dans l'appareil musculaire de l'œil, n'appartient point aux modernes. Ce genre de cause avait été indiqué par presque tous les auteurs qui ont écrit sur cette difformité. Maître-Jan, Boheraave, Wenzel, et beaucoup d'autres, l'avaient signalé. Seulement, ils s'étaient contentés de l'indiquer, comme pouvant donner naissance à quelques cas exceptionnels, et ils reconnaissaient pour causes ordinaires et générales, les vices de conformations divers que nous avons passés en revue tout à l'heure.

De St-Yves, chirurgien-oculiste de St-Côme, est le seul peut-être qui, de son temps, ait entrevu la vérité. Comme on va le voir, son opinion est bien arrêtée et exprimée avec une conviction profonde et énergique. « Il y a des sentiments différents » parmi les auteurs, dit-il, touchant les louches. » Les uns prétendent que la cause de cette diffor- » mité est un vice de la cornée transparente qui » est trop voûtée, ou placée obliquement. D'autres » veulent que ce soit un défaut du cristallin; mais » ils se trompent tous, car elle ne dépend que » d'un vice des muscles, comme je vais le faire

» voir (1). » Imbu des idées et des théories médicales qui avaient cours alors dans la science, il expliquait cette discordance de mouvements des muscles de l'œil, comme il le dit lui-même, par une répartition inégale des esprits animaux dans ces organes de locomotion. Or, pour peu qu'on réfléchisse un moment à cette opinion de St-Yves, on verra, qu'entre elle et celle adoptée aujourd'hui, il n'y a point de différence; les mots seulement ont été changés. Ainsi, à la place d'esprits animaux, mettez innervation vicieuse, et vous aurez la cause la plus généralement reçue pour expliquer la rétraction des muscles. Deshais-Gendrou soutint plus tard cette opinion de St-Yves, en admettant, pour cause ordinaire du strabisme, une contraction d'un des muscles de l'œil. « Ceux-
» ci, ainsi contractés, dit-il, entraînent l'organe
» de leur côté (2). »

Il faut donc remonter jusqu'à l'année 1722, époque à laquelle parut l'ouvrage de St-Yves, pour trouver la première explication du strabisme par une cause musculaire. Si j'insiste sur ce point, c'est que quelques auteurs modernes se sont donné le mérite de cette explication. Je veux bien croire qu'ils n'avaient pas lu l'auteur que je signale; et,

---

(1) De St-Yves, *Traité des maladies des yeux*, p. 121.

(2) Deshais-Gendron, *Maladies des yeux*, p. 135.

à ce propos, il me vient une réflexion : c'est que, si, au lieu de négliger la lecture des anciens auteurs, comme on le fait trop généralement, on étudiait, avec soin et attention, ces pères de la médecine, ces illustres fondateurs de la science, on y trouverait un grand nombre de procédés, une multitude de théories, que les inventeurs d'aujourd'hui n'ont eu que la peine d'habiller à la moderne, ou de cacher sous des noms nouveaux.

Nous admettons *à priori*, comme un fait incontestable, que le strabisme ne peut être expliqué, à part quelques cas exceptionnels, que nous signalerons, que par une rétraction musculaire. Un véritable honneur, un mérite réel pour notre siècle, c'est d'avoir donné la preuve matérielle de ce fait, en tentant une opération hardie, pour faire cesser et disparaître cette rétraction.

Il nous reste à étudier maintenant les causes les plus ordinaires de cette rétraction, et ses divers modes de manifestation.

Avec M. J. Guérin, nous admettons deux modes différents de rétraction musculaire, l'un actif et l'autre passif. Ces deux modes de la rétraction sont importants à étudier, parce qu'ils nous semblent être la base d'indications particulières pour le traitement chirurgical. En effet, les modifications, les transformations même, qu'ils font subir à la fibre musculaire qu'ils atteignent, sont de nature différente; un même traitement ne saurait, dès-lors, leur être applicable.

Dans le premier cas, dit M. J. Guérin, le raccourcissement actif ayant pour effet de provoquer une tension considérable dans les muscles rétractés, ceux-ci acquièrent progressivement une texture dépendante de leur tension, c'est-à-dire qu'ils deviennent fibreux. Les muscles qui subissent l'influence de la rétraction passive perdent, au contraire, de leur consistance fibreuse, et tendent à passer, peu à peu, à l'état graisseux. Les transformations de tissus sont donc complètement opposées : on peut dès-lors présumer, que les résultats du traitement chirurgical seraient complètement différents dans les deux cas ; car, s'il est permis d'espérer, qu'après l'opération, le muscle passé à l'état fibreux pourra recouvrer toute son activité fonctionnelle, il serait absurde de penser qu'il pourra en être de même pour celui qui a subi la dégénérescence graisseuse. Par le fait même de cette dernière transformation, l'organe n'est-il pas devenu incapable de servir désormais à la locomotion! car il ne saurait y avoir de contractilité, et, par suite, de mouvement, là où il n'existe plus en réalité de fibre musculaire. On le voit, il est essentiel, dans la pratique, de reconnaître quelle espèce de rétraction a donné naissance au strabisme, avant de recourir au traitement chirurgical. Il ne faut pas faire, comme certains chirurgiens, c'est-à-dire opérer en aveugle, et sans renseignements, tous les cas qui se présentent à l'observation. Ce serait s'exposer volontairement à des reproches et à de trop justes déceptions. C'est, nous n'en doutons pas, cette légèreté avec laquelle quelques chirurgiens ont coupé les muscles de l'œil, qui est la première cause de la défaveur dans laquelle est tombée aujourd'hui la strabotomie. Le monde qui ne juge, et il faut bien le dire, qui ne peut juger que d'après les faits qu'il voit, devait nécessairement rejeter sur l'opération les fautes des opérateurs.

On parviendra sûrement à reconnaître les strabismes dûs à tel ou tel mode de rétraction, en étudiant avec attention les phénomènes qui ont accompagné la déviation oculaire, et en recherchant, avec patience, les causes qui ont pu concourir à sa production.

Ainsi, dans le premier cas, rétraction active, la déviation arrive ordinairement d'une manière prompte, subite, instantanée; elle paraît être le résultat d'un mode d'innervation vicieuse dans les muscles de l'œil. Voilà ce qui se passe alors. Sous l'influence d'une certaine manière d'être du système nerveux, dit M. J. Guérin, les muscles de l'œil sont pris tout à coup de mouvements spasmodiques involontaires, à la suite desquels ils restent raccourcis, tendus, contractés, et entraînent avec eux le globe de l'œil dans la direction de leur action.

Dans le second cas, au contraire, rétraction passive, la marche de la maladie est toute opposée ; elle se manifeste d'une manière lente, progressive, et ce n'est qu'à la longue qu'elle arrive à son *summum* d'intensité. Le système nerveux ne joue aucun rôle dans sa production ; tout se passe dans le muscle : il devient dès-lors facile de distinguer ces deux espèces de rétraction musculaire ; la moindre investigation sur la maladie amènera la connaissance du genre auquel on a affaire.

Les causes qui peuvent concourir au développement de la rétraction active sont communes et nombreuses ; ainsi s'explique le grand nombre de strabismes qui en sont la conséquence directe. En tête de ces causes, et comme la plus fréquente de toutes, nous trouvons les convulsions de l'enfance : tous les praticiens savent que, chez beaucoup de jeunes enfants, il se manifeste des accès convulsifs ou nerveux, sous l'influence des causes les plus légères en apparence. Ainsi, on est à même de les observer à chaque instant, pendant toute la période de la première dentition, souvent même pendant la seconde. On les voit apparaître encore pendant le cours des affections éruptives, la rougeole, la scarlatine, la roséole, la varicelle et la variole, maladies dont presque tous les enfants sont tributaires. On les retrouve souvent, comme complication, parfois fâcheuses, dans les fièvres périodiques et intermittentes. La présence d'entozoaires dans le tube digestif amène, dans quelques circonstances, ces accès. Enfin, une affection morbide ou organique du cerveau, l'hydrocéphale entre autres, leur donne souvent naissance. C'est surtout chez ces enfants, à figure blanche, aux joues rosées parfois, à la fibre molle et flasque, pauvres créatures faibles et délicates, véritables types du tempérament nervoso-lymphatique, que ces accès se manifestent. Les filles y sont aussi plus sujettes que les garçons, et ce fait s'explique facilement par la plus grande fréquence de ce genre de tempérament chez le sexe féminin. On ne saurait croire combien est grande la quantité de strabismes qui sont la conséquence de ces convulsions de l'enfance. Je mets en fait, que sur dix louches, il y en a au moins les deux tiers qui doivent leur infirmité à cette cause.

A une époque plus avancée de la vie, la rétraction active peut être déterminée par toute cause qui, provoquant accidentellement une perturbation momentanée du système nerveux cérébral, donne pour résultat des convulsions générales de tout l'appareil musculaire. Ainsi, le strabisme est quelquefois le résultat d'accès épileptiformes qui se développent pendant le cours d'une maladie de l'encéphale ou de ses enveloppes membraneuses : il peut aussi être la conséquence d'une affection nerveuse essentielle, comme l'épilepsie, l'hystérie, la chorée ou danse de St-Guy, la catalepsie. Qui ne sait, en effet, que la première de ces terribles maladies est presque constamment accompagnée de convulsions des muscles oculaires, et souvent de strabisme en haut? Et s'il est vrai que, dans la pluralité des cas, la déviation de l'œil disparaît avec la cessation de l'accès, il n'en est pas moins positif que le strabisme persiste quelquefois. N'est-ce pas encore par le trouble plus ou moins grand que déterminent, dans les centres nerveux, toutes les passions profondes et concentrées, les travaux excessifs, les veilles prolongées, les émotions violentes, les excès vénériens, qu'on peut expliquer d'une manière rationnelle l'influence indirecte de toutes ces causes morales sur la production du strabisme. La perturbation du système nerveux oculaire devient alors une conséquence de celle du système nerveux général; et l'innervation modifiée morbidement dans les muscles de l'œil provoque l'apparition du strabisme.

Si nous nous sommes étendu longuement sur ce premier ordre de causes, que nous appellerons nerveuses, parce qu'il nous paraît évident qu'elles sont le résultat d'une modification particulière du système nerveux oculaire, c'est que nous les considérons comme les causes les plus ordinaires du strabisme. Celles qu'il nous reste à signaler se montrent beaucoup plus rarement ; nous allons les passer succinctement en revue, afin que notre étude étiologique soit complète.

Le strabisme, disent tous les auteurs, est quelquefois le résultat d'une déviation mécanique de l'axe visuel ; c'est ainsi qu'on le voit se développer à la suite de certaines taches centrales de la cornée transparente (albugos), ou bien après quelques opérations de prunelle artificielle (1). Il peut en-

---

(1) On sait que quelques ophthalmologistes ont eu l'heureuse idée de se servir de la section musculaire pour amener un strabisme artificiel qui favorisât, dans les cas de prunelle artificielle, l'accès des rayons lumineux dans l'œil. Ainsi, supposons que l'on ait été obligé d'ouvrir une pupille tout près du bord interne de la cornée ; eh bien ! dans ce cas, il est évident qu'en coupant le muscle droit interne, on produirait un strabisme en dehors qui faciliterait l'acte de la vision, en ramenant la prunelle artificielle au centre des paupières. On a cité plusieurs observations où ce procédé opératoire avait amené les résultats les plus satisfaisants. Je n'ai jamais été à même de l'appliquer, mais je n'hésiterais pas à le mettre en usage, si le cas se présentait.

core être dû à une habitude vicieuse; ainsi il se manifeste parfois chez les jeunes sujets à la suite d'une position vicieuse et toujours identique du berceau, par rapport à la lumière, ou bien par suite de la nécessité où sont quelques nourrices de donner toujours la même mamelle ; enfin la déviation peut être le résultat de l'imitation dans certains cas. Plusieurs de ces causes ont été niées par quelques auteurs, mais, comme elles sont admises par la majorité, j'ai cru devoir les signaler ici.

Or, si on réfléchit un instant au mode de développement du strabisme sous l'influence de ces différentes causes, il sera facile de reconnaître de suite que ce mode est identique dans tous les cas. Voyons en effet ce qui arrive alors.

S'il existe une tache centrale qui obstrue une portion de la prunelle, où, si par suite d'un albugo très étendu on s'est vu forcé de tailler une pupille artificielle dans une portion éloignée du centre de l'iris, il faut, dans le premier cas, pour vaincre l'obstacle qui s'oppose à la vision, et dégager la portion de prunelle qui est libre, que le globe soit maintenu dans une position anormale; de même que dans le second cas, il faut obtenir une certaine position de l'œil pour rendre utile à la vision la pupille artificielle établie. Or, cette position anormale du globe ne peut être obtenue que par une contraction puissante et continue de certains muscles de l'œil. Qu'arrive-t-il? que cette activité forcée, cette contraction permanente amène peu à peu la rétraction des fibres musculaires; et c'est ainsi que s'expliquent les strabismes qu'on observe dans ces cas là; le même raisonnement est applicable à toute la dernière série de causes que nous venons de passer en revue.

Mais il est évident que dans les cas de cette nature la rétraction musculaire doit encore être considérée comme active, puisqu'on ne saurait l'expliquer que par un excès de travail et d'activité des organes; la seule différence que l'on puisse établir entre cette dernière rétraction et la première, c'est que d'un côté la cause est inhérente à la fibre musculaire elle-même, tandis que de l'autre elle est due à une action nerveuse. Malgré cette variété dans les causes, il est permis de croire, puisque le mode d'action est semblable, que les modifications qui surviennent alors dans la fibre du muscle doivent l'être aussi; dès lors on peut espérer des résultats pratiques analogues, dans les cas où le traitement chirurgical peut être applicable.

Pour ce qui est de la rétraction passive, comme nous ne l'avons jamais rencontrée dans les muscles de l'œil, nous nous bornerons à dire qu'elle est ordinairement le résultat d'une diathèse générale, d'une affection discrasique, comme les scrofules, la syphilis, le rhumastisme, les dartres. Nous avons dit plus haut quelle était la transformation qu'elle occasionnait dans le tissu musculaire : on peut voir de suite qu'elle serait le résultat d'une opération pratiquée dans des tissus qui auraient subi une semblable dégénérescence.

Il nous reste maintenant, pour terminer cette étude des causes du strabisme, à en signaler une dernière, c'est la paralysie musculaire. Dans ce cas, le strabisme se manifeste toujours dans le sens opposé au muscle lésé. Cela devait être, puisque l'équilibre entre les puissances se trouve alors rompu, parce que l'une de ces puissances perd ses propriétés contractiles sous l'influence de la paralysie dont elle est frappée; il devait nécessairement en résulter l'entraînement du globe de l'œil dans la direction de la force antagoniste. La paralysie des muscles de l'œil ne donne naissance qu'à deux formes seulement du strabisme, la divergente et la convergente; on en trouve la raison anatomique dans la disposition des rameaux nerveux. Deux troncs principaux fournissent des rameaux à l'œil; la 6e paire donne le nerf abducteur qui se répand sur le muscle droit externe seulement; les muscles droits, interne, supérieur et inférieur, ainsi que le petit oblique, tirent au contraire leurs branches nerveuses d'un tronc commun, nerf oculo-moteur commun, qui est une branche de la 3e paire; le muscle droit externe peut donc être paralysé seul, tandis que les autres ne sauraient l'être que simultanément : voilà pourquoi il n'y a que deux formes possibles de déviation : le strabisme en dedans, quand le droit externe est paralysé; le strabisme en dehors, quand ce sont les autres muscles qui sont affaiblis. Je ne parle point de la paralysie de l'oblique supérieur, parce que, seule, elle ne peut être la cause d'une déviation; j'ajouterai que cette lésion se rencontre rarement, et que les symptômes qui l'accompagnent, lorsqu'elle arrive, peuvent toujours la faire reconnaître avec facilité : ces symptômes sont la paralysie et le prolapsus de la paupière supérieure, la lésion de certaines membranes de l'œil, de la rétine surtout, la perte de la vue, etc.

L'étude des causes du strabisme terminée, nous pouvons maintenant établir avec sûreté et précision les indications et contre-indications du traitement proposé contre cette déviation oculaire. Appuyés sur l'étiologie qui est la seule base certaine et solide de tout traitement, nous poserons hardiment nos conclusions, car elles doivent être l'expression de la vérité.

INDICATIONS ET CONTRE-INDICATIONS DU TRAITEMENT CHIRURGICAL.

A. Tout strabisme dû a une rétraction active des muscles de l'œil est susceptible de disparaître par la section de ces muscles, quelle que soit la cause de cette rétraction, le degré de raccourcissement du muscle, et l'ancienneté de la déviation oculaire.

B. Le strabisme causé par une rétraction passive ne peut être guéri par la section du muscle rétracté.

C. La myotomie est complètement inutile et impuissante, dans toute déviation qui est la conséquence d'une paralysie musculaire.

D. Le traitement chirurgical appliqué aux strabismes qui sont le résultat immédiat de taches de la cornée, ne peut avoir qu'un effet momentané. Par la section musculaire, on ne fait pas disparaître l'albugo; il y a dès lors tout lieu de penser que la déviation doit reparaître tôt ou tard, parce que sa cause première n'a pas été détruite.

Ces indications une fois posées, nous pouvons maintenant passer à la description et à l'examen des méthodes opératoires employées ordinairement pour la section des muscles de l'œil.

Mais avant, pour n'avoir pas besoin d'y revenir en traitant de la méthode opératoire, expliquons d'une manière concise la part directe de chacun des muscles de l'œil dans la production des différentes formes du strabisme.

L'appareil musculaire de l'œil est composé de six muscles, quatre droits, deux obliques : ce sont les muscles droits, interne, externe, supérieur et inférieur ; le grand et le petit oblique.

Les quatre premiers, muscles droits, ne peuvent imprimer à l'œil que des mouvements directs, soit en dedans, soit en dehors, soit en haut, soit en bas.

Les deux obliques impriment des mouvements de rotation du globe sur lui-même.

Ces deux derniers muscles sont chargés spécialement d'exprimer les mouvements passionnels.

Les quatre autres impriment au globe des mouvements d'adduction, d'abduction, d'élévation et d'abaissement.

Tous les mouvements si variés de l'œil s'expliquent par la contraction combinée de plusieurs de ces muscles.

Appliquons maintenant ces notions physiologiques à l'étude des formes du strabisme.

Le strabisme en dedans (convergent) est produit par la rétraction du muscle droit interne ;

Le strabisme en dehors, par celle du muscle droit externe.

Les déviations en haut et en bas sont dues à l'action des muscles droits supérieur et inférieur.

Voilà pour les quatre formes les plus simples.

Les quatre formes compliquées, qui sont les strabismes en dedans et en haut, en dedans et en bas, en dehors et en haut, et en dehors et en bas, sont expliquées de différentes manières.

Ainsi la déviation en dedans et en haut est produite, suivant les uns, par la rétraction simultanée du droit interne et du grand oblique; suivant les autres, par la rétraction de ces deux premiers muscles et du droit supérieur, ou bien par les muscles droits interne et supérieur, sans la participation du grand oblique; enfin, d'après M. Baudens, cette forme peut être due à l'action d'un seul muscle, le droit interne, quand, par anomalie, il s'insère au dessus du diamètre transversal oculaire. La première opinion est celle que je crois la plus vraie.

Le strabisme en dedans et en bas peut être le résultat, soit de la contracture combinée des deux muscles droits interne et inférieur, soit de celle du droit interne seul, quand il se greffe plus bas que dans l'état normal (Baudens), soit de plus, par la déviation et la contracture du muscle droit inférieur (le même). Je n'ai jamais rencontré cette espèce de strabisme.

La déviation en dehors et en haut peut être l'effet, soit de la contracture simultanée des muscles, petit oblique et droit supérieur, ou de celle du droit externe et du droit supérieur, ou encore de celle du muscle droit externe seul, s'insérant plus haut que dans l'état normal (Baudens). C'est encore une forme que je n'ai pas eu l'occasion d'observer.

Enfin le strabisme en dehors et en haut peut être dû, toujours d'après M. Baudens, soit à l'action du muscle droit externe seul, quand il s'insère plus bas que d'habitude sur le globe oculaire, soit à celle du même muscle à laquelle vient se joindre celle du droit inférieur, et quelquefois même, la contracture du petit oblique.

Ces types mixtes, dit le chirurgien du Gros-Caillou, existent eux-mêmes à divers degrés; leur étude est excessivement importante, afin de pouvoir préciser tout d'abord les limites de l'opération; malheureusement ce n'est guère que par une longue pratique, qu'il est possible de saisir leurs nuances (1). Il est même quelques chirurgiens qui ont dit avoir trouvé des cas, dans leur pratique,

---

(1) Baudens, *Du Strabisme*, p. 8.

où ils s'étaient vus forcés de recourir à la section simultanée de quatre, voire même de cinq muscles, preuve qu'il y aurait des strabismes dus à la rétraction combinée de tous les muscles à la fois. J'avoue franchement que j'ai toujours été assez favorisé par les circonstances, pour tomber sur des cas beaucoup plus simples, et que je ne me suis jamais trouvé dans la nécessité de recourir à la section de plus de deux muscles à la fois. Aussi je ne serais pas éloigné de croire que les faits exceptionnels dont il est parlé ci-dessus, pourraient bien être des faits mal observés. Pour mon compte, quoique habitué à porter chaque jour l'instrument tranchant sur l'œil, je ne sais pas si j'oserais couper et désorganiser ainsi, d'un seul et même coup, tout l'appareil musculaire d'un organe.

Passons maintenant à la deuxième partie de notre travail.

Deuxième Partie.

Méthodes opératoires.

Deux méthodes ont été créées pour couper les muscles contractés dans l'orbite.

L'une consiste à ouvrir le voile qui recouvre les muscles, afin de les découvrir, et avant de les couper; l'autre conserve ce voile, et c'est par une petite ponction que l'on introduit l'instrument tranchant dans l'orbite (méthode sous-conjonctivale).

En exécutant la première, on voit ce que l'on fait; en appliquant la seconde, on agit comme les aveugles, en tâtonnant, sans y voir (1).

Je suis tout à fait de l'avis de M. Phillips, et je partage sa manière de voir et de juger les deux méthodes opératoires. M. J. Guérin, qui est l'inventeur de la seconde (méthode sous-conjonctivale), a voulu, en cette circonstance, étendre à la section des muscles de l'œil sa méthode générale,

---

(1) Phillips, *Du Strabisme*, p. 34.

dite *sous-cutanée*, des sections musculaires et tendineuses. Mais son procédé, qui est d'une haute importance, il faut le reconnaître, dans son application aux sections des tendons du pied, par exemple, dans les différentes espèces de pieds-bots, ou à celle du muscle sterno-cléido-mastoïdien dans certains cas de torticolis, est défectueux dans son extension aux muscles de l'œil. Quel est le point essentiel, en effet, lorsqu'on pratique une opération sur l'œil, organe si délicat, si facilement altérable? c'est évidemment de pouvoir suivre les moindres mouvements de l'instrument tranchant qu'on est forcé d'employer. Car il faut avant tout bien remarquer quels sont les tissus qu'on incise, afin de respecter ceux qu'il serait dangereux d'atteindre et de léser. Par la méthode sous-conjonctivale, on ne saurait remplir ces conditions indispensables pour agir avec sécurité, puisque, une fois la conjonctive ouverte, on introduit son instrument sous les tissus, et on va, en tâtonnant, à la recherche du muscle qu'il faut couper. Comment dès lors pouvoir surveiller la marche de son instrument à travers ces tissus? comment pouvoir être sûr que c'est bien le muscle qu'on coupe, ou que ce muscle est coupé en entier? La méthode par dissection au contraire offre tous les avantages réunis, puisqu'en la mettant en pratique on peut diviser un à un chaque tissu, pour arriver jusqu'au muscle, le mettre à découvert, et en faire la section; elle offre donc aussi toutes les garanties de sûreté et de précision désirables.

Au reste quel est, d'après ceux qui l'emploient, le grand avantage de la méthode sous-conjonctivale? c'est d'empêcher que la plaie faite au muscle soit en contact avec l'air extérieur : on évite ainsi une inflammation violente et une exfoliation tendineuse; on a une cicatrisation plus prompte. Or, je puis l'assurer, une inflammation violente, comme on le verra plus loin, n'est jamais à craindre après une opération bien faite; à quoi bon dès lors, en vue d'un danger qui n'existe pas, donner la préférence à une méthode qui, d'un autre côté, présente tant de dangers réels dans son application? N'est-il pas plus prudent et plus sage de choisir la méthode par dissection, qui, à tous les avantages de la première méthode, joint encore celui d'éviter tous les inconvénients réels qu'elle présente. C'est au praticien à réfléchir et à juger.

La méthode par dissection, qui est le plus généralement employée, a, pour cette raison aussi, donné naissance à une foule de procédés particuliers. Il n'est peut-être pas de chirurgien, ayant fait un certain nombre d'opérations, qui n'ait apporté sa modification à la méthode opératoire : ainsi, MM. Velpeau, Amussat, Phillips, Pétrequin, Furnari, et tant d'autres, ont leur procédé particulier. Je sais bien que chaque opérateur attache à ce procédé une immense importance, qu'il le croit bien supérieur à tous ceux de ses confrères, quoique bien souvent cette supériorité n'existe que dans l'imagination de l'inventeur. Mais passons là-dessus, c'est là une de ces mille faiblesses auxquelles notre pauvre humanité est soumise : après tout, est-ce un si grand mal que de chérir ce que l'on considère comme sien. Je me bornerai à dire ici que tous ces procédés diffèrent seulement au fond par quelques modifications plus ou moins heureuses, soit dans la manière de faire tel ou tel temps de l'opération, soit dans quelques uns des instruments employés pour la pratiquer; en fait, c'est toujours la même méthode, seulement quelques uns de ses moyens exécutifs sont changés. Il n'y a eu de méthode réellement différente, depuis la première, celle de Dieffenbach, que la méthode sous-conjonctivale de M. J. Guérin.

Le procédé que j'emploie n'est lui-même aussi qu'une modification de celui du professeur de Berlin; c'est toujours la méthode par dissection, modifiée dans quelques uns de ses temps, et dans les instruments mis en œuvre pour la pratiquer. Si ce procédé, auquel je suis loin d'attacher une immense importance, peut offrir un avantage, c'est celui, je crois, d'être plus simple, moins compliqué dans ses manœuvres, que beaucoup de ceux qu'on emploie: simplifier n'est-ce pas perfectionner?

Je me bornerai à décrire ici le procédé de Dieffenbach, parce que, comme je l'ai dit plus haut, il est la source d'où découlent tous les autres; puis je ferai connaître les modifications que j'y ai apportées, afin qu'on puisse d'un coup d'œil comparer et juger.

PROCÉDÉ OPÉRATOIRE DE DIEFFENBACH.

Le malade doit être assis sur une chaise élevée, pour que l'opérateur, étant assis, puisse tenir les mains vis-à-vis des yeux de l'opéré sans trop lever les bras.

Un aide est chargé de tenir la tête de l'opéré et de soulever la paupière; il ne doit s'occuper d'aucune autre partie de l'opération; cette tâche est déjà assez difficile; car, si on opère des enfants, souvent très indociles, il faut une extrême attention pour suivre leurs mouvements et pour conserver la position donnée à la paupière.

Si l'aide abandonne la paupière, l'opération la mieux commencée peut échouer; il est quelquefois très difficile de relever cette paupière, parce que l'instrument, arrêté par les crochets implantés dans la conjonctive, ne peut être mis en mouvement sans déplacer les érignes : alors l'œil est tiraillé dans des sens différents, et les mouvements rapides et multipliés du globe de l'œil finissent quelquefois par détacher les crochets ; il faut alors tout recommencer.

Un second aide se place devant le malade ; il est chargé de tenir la paupière inférieure en bas avec une double érigne mousse, et, pour ne pas gêner l'opérateur, il doit se mettre à genoux aux pieds de l'opéré.

Un troisième aide placé vis-à-vis de l'opérateur et à côté du malade, doit tenir les crochets implantés dans l'œil, afin d'écarter les lambeaux de la membrane muqueuse, et doit aussi avoir de petits morceaux d'éponge placés dans des pinces, afin d'enlever le sang à mesure qu'il s'écoule dans la plaie.

Le quatrième aide se place derrière le chirurgien ; il doit prendre et donner les instruments lorsque l'opérateur en a besoin.

Les instruments sont les suivants : une petite érigne simple pour fixer le globe de l'œil ;

Une petite érigne double pour soulever le lambeau de la membrane muqueuse ;

Un petit bistouri droit pour ouvrir la conjonctive ;

Des ciseaux recourbés sur le plat pour enlever les petites franges de la muqueuse qui restent attachées au globe de l'œil;

Des pinces fermées et tenant de petits morceaux d'éponge pour étancher le sang.

Les paupières doivent être largement écartées, la supérieure par un élévateur ordinaire; et l'inférieure est abaissée par une érigne double.

Quand tout cet appareil est préparé, et quand les aides sont placés, on procède à l'opération de la manière suivante :

Opération. On doit enfoncer brusquement un petit crochet dans l'angle ou l'œil est caché; on soulève avec cet instrument la conjonctive qui sert à ramener l'œil en dehors, ensuite on place sur la paupière inférieure une large érigne double, afin de l'abaisser, et on la confie à un aide qui doit la tenir sans faire aucun mouvement. L'aide placé par derrière le malade glisse l'élévateur sous la paupière supérieure afin de la relever, et l'opérateur accroche la muqueuse scléroticale avec une petite érigne dont il s'est servi pour commencer l'opération.

Entre les deux petites érignes qui soulèvent la muqueuse, on fait une petite incision avec le bistouri ; alors les érignes tirées dans des directions opposées forment un sac profond de membrane muqueuse, dans le fond duquel on voit la sclérotique. L'ouverture de ce sac est aggrandie avec de petits ciseaux recourbés, et lorsque la plaie est assez large, on peut commencer les recherches pour découvrir le muscle contracté. En tirant l'érigne sur le globe de l'œil on voit, vaguement il est vrai, une petite bandelette aplatie et écrasant un peu la sclérotique : c'est dans cette dépression qu'il faut plonger le crochet pour saisir le muscle; on achève la dissection avec de petits ciseaux, et ensuite on soulève le muscle ; c'est dans ce moment qu'il faut passer la curette entre le globe de l'œil et le muscle, afin de le détacher dans toute sa longueur des brides celluleuses qui pourraient le retenir.

Lorsque, par les mouvements de la curette, on a acquis la certitude du débridement total du muscle, on fait passer entre ce dernier et la sclérotique de petits ciseaux recourbés, avec lesquels on le coupe en travers ; on achève l'opération en enlevant avec précaution toutes les érignes.

MODIFICATIONS QUE J'AI APPORTÉES A CE PROCÉDÉ.

Le malade doit être assis sur une chaise ordinaire ; si c'est un enfant, on le mettra sur les genoux d'une grande personne, qui aura le soin de lui tenir les bras et les jambes, de manière à ce qu'il ne puisse s'en servir.

Un aide, placé derrière la chaise du malade, doit lui tenir la tête solidement fixée contre sa poitrine, de manière à ce que tout mouvement soit impossible; le même aide est chargé, avec une érigne simple d'attirer l'œil, et de le maintenir fixé dans une position convenable.

Tous les autres aides sont inutiles.

Les instruments sont les suivants :

1° Un ophthalmostat, à ressort, pour tenir les paupières écartées;

2° Une érigne simple, pour attirer l'œil dans le sens opposé à la déviation;

3° Une pince à dents de rat, pour saisir la muqueuse et les tissus sous-jacents;

4° Des ciseaux recourbés sur le plat, et mousses à leur extrémité, pour inciser, disséquer les tissus et faire la section du muscle;

5° Un crochet mousse pour charger le muscle et aller à sa recherche;

6° Une bande et une compresse pour couvrir l'œil que l'on n'opère pas.

Opération. — Les paupières étant largement écartées par un ophthalmostat à deux branches, qui s'ouvre de lui-même parce qu'il fait ressort, et l'œil se trouvant dès lors bien découvert, l'aide enfonce une érigne simple dans l'angle ou l'œil se cache, et par une traction modérée, il entraîne le globe dans le sens opposé à la déviation. L'œil ainsi fixé doit être maintenu dans cette position, tant que l'opérateur le juge convenable.

Ces préliminaires achevés, le rôle de l'opérateur commence.

On saisit alors la conjonctive, en ayant le soin d'y comprendre les tissus sous-jacents, avec la pince. On forme de cette manière avec la muqueuse un pli horizontal, pli qui doit, autant que faire se peut, être parallèle au muscle à couper.

On divise hardiment les tissus saisis, avec les ciseaux.

L'ouverture pratiquée, on lui donne les dimensions que l'on juge nécessaires, par de petits coups de ciseaux en haut ou en bas, suivant l'opportunité, et jusqu'à ce que l'on soit certain que tous les tissus qui recouvrent le muscle ont été divisés.

Cette dissection terminée, il ne reste plus qu'à faire la section du muscle.

Alors, quand le muscle apparaît, sous la forme d'une bandelette rosée, au fond de la plaie, il suffit de passer légèrement entre lui et la sclérotique une des branches de ses ciseaux, et de le couper d'un seul coup dans toute son étendue.

Si, au contraire, on n'apperçoit pas le muscle, ce qui arrive souvent, il faut aller à sa recherche avec le crochet mousse; puïs, quand on est parvenu à le charger sur le crochet, on l'attire doucement en face de l'ouverture faite aux tissus, et on le coupe avec les ciseaux.

Il ne reste plus alors qu'à enlever les instruments, et tout est terminé.

Ce manuel opératoire, assez long à décrire, est souvent exécuté en une minute au plus; l'hémorrhagie est peu considérable ; et, s'il faut en juger par les symptômes, la douleur qu'il provoque ne doit pas être très violente.

L'opération achevée, on lave bien l'œil avec de l'eau fraîche; on place sur les paupières une compresse trempée dans de l'eau blanche, et l'on recommande à l'opéré de mouiller cette compresse tous les quarts d'heure.

RÉFLEXIONS PRATIQUES.

A. C'est une habitude qu'ont presque tous les chirurgiens de s'asseoir, pour opérer, sur une chaise un peu plus élevée que celle du malade; ils en donnent pour raisons qu'on est plus solide quand on est assis, et que les mouvements sont plus sûrs. Je suis d'un avis tout opposé. J'opère toujours debout, quelle que soit l'opération oculaire que je pratique. Dans cette position je trouve qu'on est plus libre, plus dégagé dans ses mouvements, plus solide sur ses jambes, qu'on peut suivre avec plus d'aisance tous les mouvements de l'opéré, et qu'il est plus facile de se pencher en avant sans perdre son aplomb, si le malade porte la tête en arrière, ce qui arrive quelquefois. Je ne m'écarte de cette règle que lorsque j'ai affaire à un très jeune sujet; les conditions de taille de l'opéré m'en font une nécessité. C'est encore, selon moi, une autre erreur que de croire que le bras est plus solide quand le coude est appuyé. Dans cette position je trouve que l'avant-bras est gêné et ne peut exécuter ses mouvements avec facilité. D'un autre côté, si par circonstance, vous êtes forcé de porter tout-à-coup le membre en avant, quand l'opéré retire la tête en arrière, comme je l'ai dit tout à l'heure, le coude peut glisser, et la perte de l'équilibre du bras compromettre, non seulement l'opération commencée, mais encore amener les plus graves accidents.

Au reste, il n'y a, il faut bien le dire, que les opérateurs novices, ou qui ne sont pas sûrs de la solidité de leurs bras, qui recourent à tous ces moyens, que j'appellerai infidèles. Hors, ne vaudrait-il pas mieux que les chirurgiens dont la main n'a pas la précision nécessaire, renonçassent complètement aux opérations sur les yeux. Je dirai plus, ce devrait être pour eux un devoir; car une faute, une maladresse devient ici la cause de désordres irréparables.

J'ose le dire ici, parce que c'est une conviction profonde, et que je m'appuie sur des faits journaliers, la chirurgie oculaire ne peut être réellement bien faite que par les hommes spéciaux, par les chirurgiens qui ne font qu'elle. Pourquoi? parce qu'elle demande une sûreté, une précision, une délicatesse manuelle, que l'exercice seul peut donner. Eh bien! les chirurgiens qui sont habitués à avoir tous les jours entre les mains des instruments volumineux, comme ceux employés dans la chirurgie ordinaire, ont, si je peux m'exprimer ainsi, le tact émoussé, et ne peuvent conserver cette légèreté manuelle qui est indispensable pour manier les instruments, si minces, si délicats, si légers, qu'on emploie dans la chirurgie oculaire; leur main se fait lourde, car ils perdent, par le contact des gros instruments, cette sensibilité du doigt, cette délicatesse des mouvements, sans lesquelles il n'y a plus de sûreté ni de précision possibles. Je sais bien que ce que je dis ici, n'empêchera pas les chirurgiens des hôpitaux de continuer à faire de la chirurgie oculaire; d'un autre côté, il est fort possible qu'on m'accuse d'écrire sous l'influence d'un intérêt personnel : j'en serais désolé, mais ce n'est pas là ce qui arrêtera ma plume; car je suis convaincu que les chirurgiens ordinaires n'ont rien à gagner, du moins pour leur réputation, en faisant les opérations des yeux, et que les malades ont beaucoup à y perdre. Je reviens à mon appréciation.

B. En employant le procédé de Dieffenbach, il faut quatre aides pour faire l'opération du strabisme ; j'arrive au même résultat, comme on a pu le voir, avec un seul. La méthode opératoire devient dès lors beaucoup plus simple; elle est aussi plus prompte et plus facile. Cette modification, qui, au premier abord, peut paraître de peu de valeur, me semble à moi assez importante, pour plusieurs raisons : d'abord, parce qu'en supprimant trois aides, l'opérateur reste seul en face de son malade; on ne peut nier qu'il ne se trouve beaucoup plus libre dans ses mouvements, que s'il avait autour de lui trois individus qui nécessairement gênent un peu ses manœuvres. D'un autre côté, cette simplification de la méthode opératoire, enlève à l'opération cet aspect terrible d'une opération grave, que lui donne tout cet attirail d'individus armés d'instruments, dont l'opéré ignore le but, mais qui n'en excitent pas moins sa frayeur. Sous ce dernier rapport, la modification est heureuse, en ce sens, que le malade reste plus patient, plus tranquille, devant une opération qui ne lui semble pas bien redoutable.

C. Les deux aides qui sont chargés de tenir les

paupières écartées au moyen des instruments adaptés à cet usage (élévateurs et abaisseurs), me sont inutiles, puisque, par l'emploi d'un ophthalmostat, j'arrive au même résultat, d'une manière beaucoup plus simple et plus complète.

Cet instrument, dont tout le mécanisme consiste en un fil de malchiort ou d'argent replié en spirale, pour former ressort, et de là se continuer par deux branches, auxquelles sont ajustés trois petits crochets mousses, qui, embrassant les paupières, les tiennent levées ou abaissées, est de l'invention, je crois, de M. Charrière. L'idée première de cet ophthalmostat pourrait bien lui avoir été fournie par un autre instrument de ce genre, fort ancien, dont j'ai un modèle entre les mains, et dont j'avais eu l'idée de me servir avant de connaître celui de M. Charrière, qui, il faut le dire, est plus commode. L'emploi de cet instrument est d'un grand avantage pour le chirurgien; il tient les paupières largement écartées, met ainsi le globe de l'œil parfaitement à découvert, et permet à l'opérateur de bien apercevoir la surface, sur laquelle il doit porter son instrument, ce qui donne à l'opération plus de sûreté; il est incontestablement préférable aux élévateurs et abaisseurs des paupières, qu'on emploie ordinairement, parce que ceux-ci peuvent être dérangés, s'échapper même de dessous les paupières, soit par les mouvements des aides qui les tiennent en place, soit par un mouvement de celui qu'on opère. Dieffenbach fait judicieusement observer que c'est là un inconvénient grave, qui à lui seul peut faire échouer l'opération commencée, parce que, lorsque cela arrive, il est fort difficile de replacer les élévateurs ou abaisseurs sans déranger les autres instruments implantés déjà dans l'œil qu'on opère.

L'emploi de l'ophthalmostat met à l'abri de tout danger de cette nature; car, une fois placé, nul mouvement de l'opéré, ne peut le déranger, nulle contraction des muscles palpébraux n'est assez forte pour s'opposer à l'écartement des tissus sur lesquels porte son action.

L'application de l'ophthalmostat est très facile; l'opérateur soulève doucement la paupière supérieure avec le pouce de la main droite, si c'est l'œil droit qu'il veut opérer, et *vice versa*, puis, tenant de la main gauche l'instrument fermé, c'est-à-dire ses deux branches rapprochées l'une de l'autre, il le présente à l'œil, glisse doucement la branche supérieure sous la paupière supérieure; cette première branche placée, il abaisse avec deux doigts la paupière inférieure, il introduit sa seconde branche; il n'a plus qu'à laisser jouer le ressort, et l'écartement des paupières est effectué. L'application de l'ophthalmostat n'est pas très douloureuse : son introduction sous les tissus occasionne une sensation de gène, de pesanteur, plutôt qu'une douleur vive et intense. Je me le suis appliqué plusieurs fois, et je n'ai pas trouvé que ce fût bien terrible. Après l'opération, il faut prendre pour l'enlever les mêmes précautions qu'on avait eues pour le placer : ainsi, on rapprochera doucement les deux branches, on soulévera la paupière supérieure avec le pouce, afin de dégager la branche qui est dessous. Cette première branche sortie, la deuxième s'échappe seule, en inclinant l'instrument de haut en bas. Dans l'un comme dans l'autre cas, on doit éviter les mouvements brusques, et les pressions sur le globe de l'œil.

D. Quand les paupières sont largement écartées par l'ophthalmostat, et que le globe de l'œil est à découvert, l'aide qui tient la tête doit alors, armé d'une érigne simple, chercher à attirer l'œil dévié dans le sens opposé à sa déviation, après avoir préalablement recommandé à l'opéré de porter le globe dans ce sens, autant que cela lui est possible. Le point où l'on doit implanter cette érigne est important à désigner, car il doit être un signe de démarcation pour l'opérateur. Cet instrument doit être placé dans la direction du muscle à couper, et à un millimètre à peu près en avant du point d'insertion de ce muscle à la sclérotique; il fixe ainsi le lieu de l'incision. Il est aussi une autre précaution à prendre dans l'application de cette érigne, c'est de bien s'assurer que le petit crochet qui la termine a traversé, non seulement la conjonctive, mais encore les fascia sous-conjonctivaux. S'il en était autrement, et si la muqueuse seule était accrochée par la pointe de l'érigne, comme cette membrane est très mince et très mobile, elle serait infailliblement labourée, déchirée par l'instrument, sous le moindre effort de traction, et le but ne pourrait être atteint. Si, au contraire, les tissus sous-conjonctivaux ont été intéressés dans la petite ponction de l'érigne, cet accident n'est plus à redouter. Par leur texture dense et serrée, ces tissus offrent assez de résistance pour qu'on puisse exercer sur eux des tractions modérées, sans craindre de les voir céder et se déchirer. Au reste, ces tractions doivent être légères et graduées; c'est à l'aide qui les fait, de savoir les mesurer à la résistance qu'il trouve, et surtout à la force des tissus qui servent de point d'appui à son levier.

Dans les cas ordinaires on parvient assez facilement à placer l'œil dans la position convenable; il n'y a que lorsque le strabisme est fixe, que cela devient impossible à cause du raccourcissement trop considérable du muscle rétracté : on est forcé dans ce cas de faire son incision plus en avant qu'à l'ordinaire ; heureusement ces cas sont très rares.

Une dernière réflexion, à propos de l'érigne: il est très important que le globe de l'œil reste fixé par elle pendant tout le temps que dure l'opération; l'aide ne doit enlever cet instrument que quand l'opérateur le lui a prescrit. On comprend, en effet, que si l'aide cessait tout-à-coup sa traction avant que le muscle fût coupé, l'œil, entraîné de suite dans l'angle de l'orbite par la contraction du muscle rétracté, mettrait l'opérateur dans la nécessité de suspendre son opération jusqu'à ce que, par une nouvelle application de l'instrument, on eût ramené l'organe dans une position convenable. La fonction confiée à l'aide, en cette circonstance, est donc très importante ; l'œil bien tenu, l'opération est simple et facile ; mal tenu, elle peut offrir toutes sortes de difficultés. Il faut donc, autant que possible, se procurer pour aide un confrère, ou tout au moins une personne habituée et qui ait l'intelligence de l'opération.

E. En examinant la méthode opératoire de Dieffenbach, on voit que c'est à l'aide de deux érignes que ce chirurgien veut qu'on soulève et qu'on tende la muqueuse avant de l'inciser avec le bistouri. Je remplace avantageusement les érignes, dans ce temps de l'opération, par les pinces à dents employées par M. Amussat ; seulement une seule me suffit, au lieu de deux. L'avantage qu'offrent les pinces, à mon avis, c'est de permettre de saisir tout ensemble, et la muqueuse, et les tissus sous-jacents. On peut ainsi, d'un seul coup hardiment porté sur le pli formé par ces différents tissus, les couper complétement, arriver jusqu'au muscle, et abréger de beaucoup son opération. Il est impossible d'obtenir un résultat aussi prompt en employant les érignes, puisque ces instruments ne sont implantés que dans la conjonctive; et qu'il faut conséquemment deux temps bien distincts : le premier, pour inciser la conjonctive avec le bistouri; le second, pour disséquer les tissus sous-conjonctivaux avec les ciseaux.

On peut, sans aucune crainte, diviser hardiment les tissus compris dans les branches de la pince; car, d'une part, cet instrument glisse sur la sclérotique, et ne peut l'intéresser, et de l'autre, l'instrument tranchant dont on se sert est mousse à ses extrémités, et ne peut léser cette membrane dense et serrée. La manoeuvre est au moins aussi sûre, elle est plus prompte, on doit donc lui donner la préférence; c'est bien quelque chose je pense, surtout pour le patient, que la promptitude dans une opération faite sur les yeux : et cette raison là seule devrait faire pencher la balance du côté de notre manoeuvre opératoire.

Un point très important, dans ce premier temps

de l'opération, c'est de bien choisir le lieu où l'on fait l'ouverture des téguments. Il faut, toutes les fois que la chose est possible, que l'incision soit pratiquée à peu près en face de l'attache antérieure du muscle à la sclérotique : c'est le moyen d'éviter toute investigation longue et difficile, puisqu'on arrive directement sur le muscle que l'on cherche. Eh bien! si l'érigne avec laquelle l'aide doit attirer l'œil dans le sens inverse de la déviation est implantée au point que j'ai signalé plus haut, c'est-à-dire à un millimètre à peu près en avant de l'insertion musculaire, le lieu d'élection pour l'ouverture des tissus est facile à reconnaître. Il se trouve par conséquent à un millimètre à peu près au dessous de l'érigne : j'avais donc raison de dire que c'est à l'opérateur de veiller avec attention sur l'application de cet instrument, car il est pour lui un jalon, sur lequel il peut se fixer, pour donner à son opération toute la précision convenable. J'insiste exprès avec force sur ce point de pratique, parce ce que je le considère comme la base de l'opération, et que je ne sache pas qu'il ait été indiqué nulle part (1). Ce sont là de ces détails de pratique qui peuvent paraître de peu de valeur aux yeux de certains théoriciens, mais dont le vrai praticien comprendra toute l'importance. Le suc-

(1) On se rappelera que ce travail a été écrit en 1842.

cès, ou l'insuccès d'une opération tient souvent à l'exécution ou à l'inexécution d'un seul de ces détails.

Quant à l'ouverture elle-même, il ne faut pas craindre de la faire assez large, d'un centimètre et demi à deux centimètres à peu près. Lorsque les tissus sont bien débridés, on est plus à son aise pour faire manœuvrer les instruments avec lesquels on doit chercher le muscle et le couper; une ouverture un peu large facilite donc les temps ultérieurs de l'opération. L'incision plus ou moins étendue de ces tissus ne présente aucun danger sérieux; c'est une plaie simple, traumatique, qui guérit et se ferme avec une grande promptitude, et dont la cicatrice, dans la grande majorité des cas, disparaît au bout d'un certain temps. Les opérateurs novices, ou qui n'ont pas l'habitude de porter des instruments tranchants sur les yeux, pèchent par là; ils n'osent pas ouvrir largement les tissus, ils ont peur de les inciser profondément : voilà pourquoi, il en est quelques uns qui n'ont jamais pu terminer une opération, c'est-à-dire arriver à la section entière et complète du muscle rétracté.

F. L'ouverture de la conjonctive et des fascia sous-conjonctivaux pratiquée, deux cas peuvent se présenter, et de là deux indications différentes à remplir dans le manuel opératoire. Le muscle est visible, ou il ne l'est pas ; s'il apparaît au fond de la plaie sous la forme d'une petite bandelette rougeâtre, mince, aplatie, écrasant un peu la sclérotique, ce qui reste à faire est facile : il suffit alors de passer légèrement sous le muscle une branche des ciseaux, à l'aide de légers mouvements de *va et vient*, de le détacher de la sclérotique, et de le couper en entier d'un seul coup, le plus près possible de son insertion tendineuse. Je dirai plus loin pour quelles raisons cette section doit être faite en cet endroit.

Mais, quand la portion musculaire ne se montre pas au fond de l'ouverture pratiquée aux téguments, on est bien forcé de changer de manœuvres. Il faut alors, avec un crochet mousse aplati, aller à la recherche du muscle. Pour cela, on introduit légèrement l'instrument dans la plaie, on le glisse sous les téguments; puis en râclant doucement la sclérotique de haut en bas, on cherche à passer le crochet entre elle et le faisceau musculaire. Lorsqu'on est arrivé à charger le muscle, ce qui dans les cas ordinaires ne présente pas de grandes difficultés; par une traction légère, on l'attire en face de l'ouverture, et on le coupe avec les ciceaux, au point indiqué tout à l'heure.

G. Dans la grande majorité des cas, l'opération se termine là; mais avant d'enlever les instruments qui maintiennent l'œil ouvert et fixé, l'opérateur doit toujours s'assurer par les recherches les plus attentives et les plus minutieuses, que le muscle a bien été compris en entier dans la section, c'est-à-dire que nulle fibre musculaire tant mince, tant déliée soit-elle, n'a échappé à l'instrument tranchant. Car pour peu qu'une seule fibre ait été oubliée ou négligée, il y en assez pour empêcher le redressement parfait, et pour donner naissance à une récidive. On ne saurait donc trop insister sur ces précautions.

On sera certain que toute fibre musculaire a été coupée, quand, en râclant légèrement la sclérotique en tous les sens, le crochet mousse ne sera arrêté dans son trajet par aucune bride, et lorsqu'en écartant les deux lèvres de la plaie on apercevra dessous le blanc mat de la sclérotique. Tant que le crochet est retenu par quelques brides, il faut saisir ces brides et les couper. C'est pour ne pas avoir été assez attentifs à prendre toutes ces précautions que beaucoup d'opérateurs ont eu des insuccès, ou des succès momentanés. Ce qui a nui le plus dans le public à l'opération du strabisme, ce sont les récidives; hors, je n'hésite pas à le dire, les récidives sont la faute de l'opérateur, et non de l'opération. J'en ai la preuve en main, puisqu'il m'est arrivé de réopérer plusieurs personnes, qui déjà avaient subi antérieurement une première opération dont elles n'avaient retiré qu'une amélioration de quelques jours, et que jamais la récidive n'a reparu après mon opération.

H. J'ai renoncé complètement à l'emploi de toute espèce de bistouri, soit pour inciser la conjonctive, soit pour faire la section du muscle, parce que je trouve cet instrument incommode quand il faut s'en servir pour inciser une membrane si mince, si souple que la muqueuse de l'œil, et d'un autre côté parce que son usage n'est pas exempt de dangers. Cette opinion est celle de presque tous les praticiens aujourd'hui. M. Baudens lui-même, quoique se servant ordinairement d'un bistouri, recommande cependant aux opérateurs novices de se servir plutôt des ciseaux mousses : c'est reconnaître d'une manière bien évidente que le premier de ces instruments expose à plus de dangers que le second. Qu'il me suffise de dire, pour donner une preuve de ce danger du bistouri, qu'un opérateur pourtant habile, et que je ne nommerai pas, a pu traverser la sclérotique d'un coup de cet instrument pendant son opération ; la perte de l'œil opéré fut la suite de cet accident. Aucun danger de cette nature et de cette gravité n'est à redouter en employant les ciseaux mousses; tout opérateur prudent leur donnera la préférence qu'ils méritent.

Là se borneront les réflexions que j'avais à faire sur les divers temps du manuel opératoire, et sur les précautions que chacun de ces temps exige, soit de l'opérateur, soit de l'aide. Je terminerai en disant que, sitôt l'opération achevée, on doit bassiner l'œil avec de l'eau froide, pour déterger et débarrasser la plaie des petits caillots de sang qui pourraient s'y trouver ; et le panser avec une compresse trempée dans de l'eau froide, ou de l'eau végéto-minérale, maintenue en place par un bandeau.

Je vais maintenant passer en revue quelques questions subsidiaires, qui pourtant ne laissent pas de présenter un intérêt assez grand pour le praticien.

FAUT-IL EXCISER UNE PORTION DU MUSCLE RÉTRACTÉ ?

Telle est la première question qui se présente à notre étude. Disons-le de suite : les opinions des chirurgiens sont différentes à ce sujet. Les uns, avec M. Philips, veulent qu'on excise une portion musculaire, afin, disent-ils, que toute réunion entre les deux portions du muscle coupé devienne impossible pendant le travail de cicatrisation : cette réunion entraînerait à sa suite la réapparition de la difformité. Les autres, au contraire, croient cette excision inutile, et susceptible même d'être suivie d'inconvénients graves et fâcheux.

Nous sommes de ce dernier avis, et nous appuyons notre opinion sur le raisonnement suivant : Si le muscle est coupé complètement, l'excision d'une de ses portions est inutile ; car le redressement instantané de l'œil éloigne tellement les deux portions du muscle coupé, qu'il leur est impossible de se trouver en contact immédiat pour une réunion ultérieure. Si le muscle n'est pas coupé complètement, ce n'est pas l'excision d'une portion qui s'opposera à une récidive inévitable.

Mais à sa complète inutilité l'excision joint un désavantage beaucoup plus sérieux. Elle est dangereuse, non pas, comme le prétend M. Baudens, parce qu'elle complique l'opération, expose l'organe à des inflammations graves, et retarde la guérison ; mais elle est dangereuse, comme le fait judicieusement observer Dieffenbach, parce qu'elle peut priver pour toujours l'opéré de la faculté de faire mouvoir son œil dans le sens du muscle récisé. En effet, si vous excisez une portion d'un muscle déjà raccourci par une rétraction, vous diminuez d'autant sa longueur et sa force, et pour peu que vous ayez fait votre section dans un point un peu éloigné de l'attache antérieure, il ne vous reste plus, après votre excision, qu'un tronçon de muscle, incapable, je n'hésite pas à le dire, de remplir désormais sa fonction physiologique, d'imprimer au globe aucun mouvement.

C'est un instrument à jamais inerte, et bon à rien ; c'est à cette méthode opératoire défectueuse que doit être attribuée cette fixité du globe survenue chez quelques opérés. On doit donc rejeter complétement toute excision. Il faut au contraire, je le répète ici, couper le muscle le plus près possible de son attache antérieure à la sclérotique, afin de lui conserver toute sa longueur. De cette manière, lorsqu'il aura, plus tard, contracté adhérence dans un point convenable, il sera dans les meilleures conditions pour jouir alors de toutes ses facultés actives.

Je ne crois l'excision nécessaire que dans le cas où, la section ayant été pratiquée trop loin de l'attache antérieure du muscle, il reste une greffe musculaire antérieure trop considérable. Cette portion de muscle, désormais inutile, doit tomber tôt ou tard. Mais si on la laisse subsister après l'opération, elle donne lieu à un bourgeon charnu volumineux, qui, par sa présence entre les deux lèvres de l'incision, gêne la cicatrisation, et la retarde. Pour abréger, il vaut beaucoup mieux, dans le cas que nous signalons, saisir cette portion du muscle avec de petites pinces, et en faire l'excision.

Hors ce cas exceptionnel, toute espèce d'excision est imprudente. Le danger d'une récidive s'évanouit, quand on est sûr que la section musculaire est complète.

QUAND LE STRABISME EST DOUBLE, DOIT-ON OPÉRER LES DEUX YEUX DANS LA MÊME SÉANCE ?

Nous répondons immédiatement par l'affirmative. Il nous restera à établir tout à l'heure quelles sont les raisons sur lesquelles nous nous appuyons pour cela. Mais avant, nous croyons utile de poser quelques préceptes importants relativement à cette méthode opératoire, qui a été controversée.

Lorsque le strabisme est double, nous l'avons établi ailleurs, la déviation n'est jamais au même degré dans les deux yeux. Cette notion, fournie par l'observation exacte des faits, devient d'une grande utilité pour résoudre le point de pratique que nous étudions ici. En effet, nous posons comme règle générale, dans l'opération double, de commencer toujours par opérer l'œil le plus louche. La raison de cette pratique, la voici : On rencontre quelquefois des cas où le strabisme, manifestement double avant l'opération, disparaît complètement dans l'œil le moins affecté, sitôt la section musculaire pratiquée sur l'autre œil. La rétraction musculaire n'était alors que sympathique; et on comprend ce qui arriverait si, avant d'opérer, on ne fixait pas son diagnostic d'une manière certaine. Non seulement on ferait une opération inutile, mais on provoquerait, suivant toute probabilité, une déviation en sens inverse. Il devient donc d'une grande importance ici de s'assurer du degré de la rétraction, car elle est toujours plus forte dans l'œil réellement atteint, que dans celui qui ne l'est que sympathiquement.

Si cette rétraction est de beaucoup plus forte dans un œil que dans l'autre, la simple inspection des yeux fournira la preuve que l'on veut acquérir; car le strabisme sera alors manifestement plus prononcé dans l'œil le plus affecté.

Mais tous les cas n'offrent pas ce degré de simplicité; et il en est quelques uns qui, aprés l'inspection la plus attentive, peuvent laisser du doute à l'observateur.

Dans ces cas, avant de passer à l'opération, il faut soumettre le malade à l'expérience suivante.

Manière d'examiner les yeux. — On se place en face de son sujet, à une distance d'un mètre à peu près; on élève la main droite, l'indicateur seul étendu, à la hauteur de son axe visuel, et on recommande à celui qu'on examine de suivre avec les yeux tous les changements de direction du doigt qu'on lui présente, en ayant soin de n faire subir à sa tête aucun mouvement de rotati on.

Plusieurs phénomènes peuvent se manifester alors dans les yeux soumis à l'examen. Prenons le strabisme convergent double pour exemple, comme étant le plus commun.

Si on porte le doigt observé en dehors, et dans la direction opposée au strabisme, deux phénomènes différents se passent dans l'œil le plus louche ; ou bien, sous l'influence directe de la volonté, l'œil strabisé parvient à vaincre la rétraction musculaire, et suit pour un moment la direction du doigt, puis revient bientôt dans l'angle interne à mesure que l'action volontaire cesse ; ou bien, ce qui est le plus rare, la rétraction étant trop forte, il reste invariablement fixé dans sa position vicieuse pendant toute la durée de l'expérience. Dans un cas comme dans l'autre, le diagnostic est établi ; on peut opérer hardiment.

Mais il arrive parfois que cette distinction n'est pas aussi facile à faire. Ainsi, on rencontre dans le nombre, des cas où le strabisme *sautille* pour ainsi dire, et se porte alternativement d'un œil sur l'autre, avec une égale force, pendant l'expérience indiquée. Ce phénomène se remarque quand on dit au malade de fixer attentivement le doigt placé alors directement en face de lui. On le comprend, il devient, dans ce cas, fort difficile de reconnaître l'œil le plus louche. Fort heureusement alors, cette distinction est à peu près inutile, car on peut être certain d'avance que non-seulement la rétraction existe dans les deux yeux, mais encore qu'elle est, à peu de chose près, aussi intense dans l'un que dans l'autre. L'opération sur les deux yeux étant, pour cette raison là, inévitable, peu importe dès lors qu'on commence par l'un plutôt que par l'autre.

Dans les cas embarrassants, il est un autre symptôme qui souvent vient en aide à l'opérateur, c'est l'ambliopie. On sait que la faiblesse de l'œil louche est généralement en rapport d'intensité avec le degré du strabisme. Si donc, après l'expérience faite, ces deux choses coïncident dans l'œil examiné, on peut opérer en toute confiance.

Nous supposons maintenant l'opération pratiquée sur le premier œil. Alors se développe une nouvelle série de phénomènes qui, jusqu'à ce jour, ne me paraissent pas avoir été bien étudiés par personne, et qui pourtant doivent attirer toute l'attention des praticiens. Eux seuls peuvent en effet fournir les indications indispensables pour décider l'opération du second œil. Nous allons les passer en revue.

Ces phénomènes se montrent soit dans l'œil opéré, soit dans celui qui ne l'est pas.

Dans l'œil qui n'est pas opéré, on voit parfois la déviation qui, au premier coup d'œil, avait paru très légère, devenir beaucoup plus prononcée après la section du muscle de l'autre œil. J'ai même rencontré plusieurs fois des cas où le strabisme, qui m'avait paru de prime abord monoculaire, devenait ensuite très distinct dans le second œil, ce qui prouvait, d'une manière évidente, qu'il existait avant l'opération. Il est probable que dans les cas de cette nature, la maladie échappe à l'observation, parce que l'œil le moins dévié, servant seul à la vision, suit seul tous les mouvements de l'objet qu'on fait regarder, et qu'il devient alors impossible, pendant cette activité forcée, que la rétraction soit apparente. Mais l'opération pratiquée sur l'œil le plus devié ayant pour effet immédiat de le ramener dans sa direction normale, il devient de suite apte à remplir sa fonction, et le strabisme paraît alors dans le second œil. Il n'est pas possible d'expliquer autrement ce singulier phénomène. On ne saurait, en effet, accuser l'opération faite sur un œil, de provoquer l'apparition d'un strabisme dans l'autre œil. Au reste, la section musculaire pratiquée de suite sur le second œil, donne la preuve la meilleure et la plus convaincante de la dualité de la déviation.

Dans l'œil opéré, et toujours dans le strabisme double, la déviation cesse d'ordinaire à peu près complètement, sitôt la section musculaire pratiquée, et l'œil revient au centre des paupières. Mais il est des circonstances où cela n'arrive pas ainsi. J'ai rencontré des cas où l'opération n'amenait qu'une amélioration fort légère. Dans certains strabismes très prononcés et fixes, j'ai même observé une ou deux fois que la section du muscle rétracté faite sur le premier œil, ne modifiait en rien la difformité. Ce fait peut paraître extraordinaire, et on ne peut l'expliquer que par une action sympathique entre les deux yeux. Mais quelle que soit la cause de cette singularité, le phénomène existe et se montre parfois. Que faut-il faire dans ces cas-là?

Après avoir opéré le premier œil et s'être assuré, par les recherches les plus attentives et les plus minutieuses, que le muscle et sa gaine aponévrotique ont été compris dans la section, si l'un des trois phénomènes que je viens de signaler s'offre à l'observation, il faut, séance tenante, passer à l'opération du second œil. On verra alors toute déviation cesser, après cette double section, et les deux yeux reprendre au centre des paupières leur direction normale.

Cette pratique est la seule que l'on doive suivre dans tous les cas d'opération double. On comprend en effet combien il serait dangereux de couper un second muscle dans le premier œil avant d'avoir opéré le second. De plus, il faut bien se garder de remettre à quelques jours la seconde opération. Ce serait compromettre le succès. On peut être persuadé d'une chose, c'est que la déviation qui reste après une opération se maintiendra telle postérieurement, et qu'elle n'est point susceptible de diminuer avec le temps, ou à l'aide d'un traitement gymnastique. C'est là une erreur qui a pu être soutenue à une époque où la nouveauté du traitement chirurgical n'avait pas permis de bien étudier les faits. Aujourd'hui il est bien reconnu que l'on ne doit espérer rien au delà de ce qui est évident après l'opération. Or, si on attend, pour opérer le second œil, que le premier muscle coupé se soit cicatrisé dans une position vicieuse, il en résultera que plus tard, quand on en viendra à la seconde opération, cette cicatrisation s'opposera au redressement complet du premier œil.

Il me resterait à fixer d'une manière positive quel est le degré de déviation du second œil qui indique à l'opérateur que l'opération double est nécessaire, indispensable. Mais, je dois l'avouer, il me paraît impossible de poser au juste les limites de cette méthode opératoire. Tout ce que je puis assurer, c'est que l'on peut sans crainte opérer les deux yeux, même dans des cas où, après la première opération, il ne reste qu'une déviation légère dans le second œil. Le chirurgien qui a vu et opéré beaucoup de strabismes, reconnaît facilement après la première opération, au manque d'harmonie entre les deux yeux, à une augmentation presque imperceptible de la déviation du second œil, à l'aspect des yeux, à un certain vague du regard, que le second œil doit être opéré. Mais ce n'est que par une longue pratique qu'on peut arriver à acquérir ce tact chirurgical, guide presque infaillible. Il est en effet de ces symptômes qui sont imperceptibles pour des yeux peu exercés, et qui cependant frappent l'œil du praticien et deviennent pour lui une indication sûre et positive. Malheureusement ces choses-là échappent à l'analyse comme à la description. *Experientia difficilis, ars longa.*

J'ajouterai qu'au point de vue des accidents consécutifs, l'opération, faite sur les deux yeux en même temps, n'expose à aucun danger de plus que celle faite sur un seul œil. Elle fournit, d'après ma propre observation, les avantages suivants : guérison plus prompte, car il ne faut pas plus de temps pour guérir deux yeux opérés ensemble, que pour en guérir un seul ; harmonie plus parfaite, parce que les organes s'habituent ensemble à leur nouvelle manière de voir, et parce que les muscles, acquérant en même temps leur aptitude fonctionnelle, peuvent dès-lors combiner leurs mouvements avec plus d'ensemble et de régularité.

Je terminerai par une dernière considération

qui, quoique d'une nature différente, a cependant bien sa valeur : c'est qu'on trouve bien peu de malades disposés, à quelques jours de distance, à se prêter à un second essai, quand le premier ne leur a pas procuré un résultat bien satisfaisant. C'est par cet excès de prudence intempestive, et faute d'avoir opéré les deux yeux, qu'on a laissé des malades avec leur difformité, et qu'on a nui au succès et à l'avenir de l'opération du strabisme.

J'ai insisté sur cette question de l'opération double, parce qu'elle m'a paru d'une grande importance au point de vue pratique. Je suis persuadé en effet qu'une grande partie des revers éprouvés par les chirurgiens, ont été dus à une méthode opératoire différente. Beaucoup ont reculé devant l'opération sur les deux yeux, précisément parce que le résultat ne leur avait pas paru très remarquable dans le premier œil opéré, et qu'ils ignoraient que dans ces cas-là, le seul moyen d'amener ce résultat désiré, était de pratiquer immédiatement la section musculaire dans l'autre œil. De plus, les cas de strabisme double sont fréquents, beaucoup plus fréquents qu'on ne l'avait pensé d'abord ; et c'est là une notion qui a encore été fournie par la découverte du traitement chirurgical. L'importance de notre méthode opératoire s'accroît donc par le grand nombre de cas où on est forcé de l'appliquer.

Ces réflexions pratiques sur l'opération double peuvent s'appliquer à toutes les formes du strabisme. C'est à tort que quelques opérateurs ont prétendu que dans le strabisme divergent surtout, il y avait danger, en opérant les deux yeux de suite, de provoquer une déviation opposée. C'est une crainte chimérique. Dans cette forme de la déviation oculaire, j'ai opéré plusieurs fois les deux yeux coup sur coup, alors que le strabisme n'était pas très prononcé dans le second œil, et jamais je n'ai vu cet accident être la conséquence de cette manière de faire. Le strabisme dont il est question ici est, au reste, fort rare à l'état double. Il m'est arrivé quelquefois, dans le strabisme double convergent, d'observer, après l'opération sur les deux yeux, une certaine tendance des organes à se porter en dehors. Mais cet effet n'est, la plupart du temps, que momentané, et il cesse souvent quelques heures après l'opération. Je n'hésite pas à dire qu'on doit avoir recours à la même méthode opératoire dans les strabismes qui exigent des sections musculaires multiples. Ainsi il m'est arrivé plusieurs fois de couper les muscles droits internes et grands obliques des deux yeux dans la même séance, et je n'ai jamais eu qu'à me louer de cette pratique. Je n'ai point eu l'occasion de rencontrer les autres formes du strabisme à l'état double, mais je crois pouvoir, par analogie, conseiller la même méthode quand ces cas s'offrent à l'observation. Pour mon compte, je n'hésiterais pas un seul instant à la mettre en usage, si le cas se présentait.

Il me resterait maintenant à passer en revue les formes du strabisme qui peuvent nécessiter des sections musculaires multiples; mais je me bornerai ici à quelques mots sur l'opération du strabisme en dedans et en haut, n'ayant jamais rencontré que cette espèce-là qui m'ait forcé à couper plus d'un muscle à la fois. Je laisserai à ceux qui ont trouvé l'occasion de pratiquer ces sections multiples, le soin de signaler les cas qui les réclament. Je me bornerai à dire que je crois très rares, et que je considère comme tout-à-fait exceptionnels, les strabismes où l'opérateur est obligé, pour obtenir le redressement complet de l'œil dévié, de couper trois, quatre et même cinq muscles, comme on l'a avancé. Ce qui m'autorise à émettre cette opinion, c'est que je n'ai pas rencontré un seul cas de cette nature sur le grand nombre de louches que j'ai été à même d'opérer.

Section de deux muscles. — C'est dans le strabisme en dedans et en haut, causé par la rétraction simultanée des muscles droit interne et grand oblique, que je me suis vu forcé, dans quelques cas assez rares, d'en venir à cette double section. Dans ce cas, je commence par couper le droit interne, puis je passe immédiatement à la section du grand oblique. Cela m'a toujours suffi pour amener le redressement de l'œil dans cette forme de la déviation oculaire. Dans aucun cas il ne m'a fallu recourir à la section du droit supérieur conseillée par M. Baudens.

Au reste, la section du grand oblique ne présente, quant à l'exécution, aucune difficulté plus grande que celle de tout autre muscle de l'œil. Lorsqu'on la juge nécessaire, il suffit, après avoir coupé le droit interne, de continuer la dissection des tissus sous-conjonctivaux avec les ciseaux courbes, sur la partie supérieure du globe oculaire. Ce temps de l'opération doit seulement être fait avec beaucoup de soins et d'attention, afin d'éviter de couper, sans s'en apercevoir, le tendon du trochléaris que l'on cherche. Lorsque ce tendon a été mis à nu, on le coupe d'un seul coup en glissant sous lui la branche des ciseaux. Quelques opérateurs ont prétendu qu'il suffisait souvent de la section de quelques unes des fibres de ce muscle pour amener le redressement de l'œil. Je ne le pense pas. J'ai toujours observé que, lorsque le débridement des fascia sous-conjonctivaux n'avait pas procuré ce résultat, il fallait en venir à la section complète du muscle grand oblique.

J'ajouterai que, au point de vue des accidents consécutifs, la section de deux muscles ne m'a jamais paru offrir de plus grands dangers que celle d'un seul. Aussi n'hésiterais-je pas un seul instant à couper trois, quatre, voire même cinq muscles, si je croyais cette pratique utile au succès de l'opération.

Au définitif, l'opération du strabisme se réduit, dans la pluralité des cas, à la section d'un des muscles de l'œil. Ce n'est que rarement qu'elle s'étend à la section de deux muscles ; et je pense que l'on doit regarder comme tout-à-fait exceptionnels, les cas qui se trouvent en dehors de ces deux règles ordinaires.

BIBLIOTHÈQUE NATIONALE R.F. IMPR.

Troisième Partie.

Phénomènes qui accompagnent l'opération. — Accidents consécutifs.

Nous allons maintenant, dans cette troisième et dernière partie de notre travail, jeter un coup d'œil rapide sur les phénomènes qui apparaissent dans l'œil après la section musculaire; puis, nous passerons en revue les accidents consécutifs à cette opération.

Redressement de l'œil. — Le phénomène le plus remarquable et le plus constant, celui qui est pour ainsi dire la pierre de touche de l'opération, c'est le redressement de l'œil dévié. Il se montre subitement, sitôt la section musculaire terminée, dans le strabisme monoculaire, quelle que soit sa forme. J'ai étudié, plus haut, les cas de strabisme double qui font exception à cette règle, je n'y reviendrai pas ici. Ce phénomène est pour l'opérateur la preuve matérielle que la section du muscle est complète. En effet, l'œil revient de suite prendre sa position normale, au centre de l'ouverture palpébrale, sitôt que le lien qui le retenait captif dans un angle de l'œil a été coupé par l'instrument. M. Baudens dit avoir remarqué, dans des cas assez nombreux, qu'après la section, l'œil se portait de suite dans la direction opposée au muscle coupé. Ce phénomène est fort rare. J'ai dit ailleurs que je ne l'avais observé que dans certaines opérations de strabisme convergent double. Je ne l'ai vu qu'une seule fois accompagner l'opération monoculaire.

Mouvements convulsifs. Syncope. — M. le docteur Cunier, oculiste de Bruxelles, a observé qu'au moment où l'instrument tranchant venait de diviser le muscle rétracté, l'appareil musculaire de l'œil était subitement frappé de mouvements convulsifs. Cette convulsion momentanée des muscles, qu'on pourrait expliquer par la rupture de l'équilibre entre ces forces motrices, est, d'après le praticien belge, toujours accompagnée de la syncope de l'opéré. Sans avoir aucunement l'intention de nier les faits observés par notre savant confrère de Belgique, je dois dire que le premier phénomène, la convulsion des muscles, n'est pas constant dans les yeux opérés, je ne l'ai observé que rarement. Quand à la syncope, il est bien vrai quelle arrive à certains individus faibles et pusillanimes; mais, malgré la plus scrupuleuse attention, il m'a été impossible de reconnaître si c'était précisément au moment où l'instrument divisait le muscle, que cet accident se manifestait. Mais, pourquoi la section du muscle provoquerait-elle cet accident plutôt que tout autre temps de l'opération; l'incision de la muqueuse, par exemple, ou bien la dissection des tissus sous-conjonctivaux? Cette section est-elle plus douloureuse? Je ne le pense pas. Intéresse-t-on dans ce temps de l'opération des filets nerveux plus nombreux, ou un tronc de nerfs plus volumineux? Il n'en est rien. N'est-il pas dès lors plus rationnel, quand cet accident se présente, de l'expliquer par la perturbation accidentelle que l'émotion, la crainte ou la douleur d'une opération apportent dans le système nerveux général, que d'en chercher la raison dans une section musculaire, qui, suivant toute probabilité n'en est point la cause directe. On fait alors, de la syncope, un accident inhérent à l'opération du strabisme; tandis qu'en réalité ce phénomène ne se montre que dans la minorité des cas, et n'accompagne pas la myotomie plus souvent que toute autre opération de l'œil.

Vomissements. — J'appliquerai aux vomissements qui se montrent parfois chez les opérés, ce que je viens de dire des convulsions de l'œil et de la syncope. Ce sont encore là des phénomènes purement sympathiques et qui dépendent de la perturbation du système nerveux ganglionnaire. Ce qui le prouve, c'est qu'ils ne se montrent jamais que chez les opérés qui tombent en syncope. Ils sont, au reste, de courte durée, et ne présentent point le caractère tenace des vomissements qui se développent après les opérations de cataracte par abaissement, vomissements qu'on explique, dans ces derniers cas, par la piqûre des nerfs ciliaires. Dire qu'ils disparaissent au bout de quelques minutes, après l'ingestion d'un peu d'eau sucrée rendue légèrement antispasmodique par l'addition d'un peu d'eau de fleur d'oranger, c'est prouver d'une façon incontestable leur parfaite innocuité, et leur dépendance de la syncope.

Diplopie. — Un phénomène physiologique qui se montre assez souvent après la section des muscles de l'œil, c'est la diplopie, ou vue double. Les opérés voient deux objets au lieu d'un. J'ai observé la diplopie dix fois sur trente cas de strabisme double convergent. Je l'ai vu se développer beaucoup moins souvent après l'opération sur un seul œil, surtout dans le strabisme divergent. Ce changement dans la vision fatigue beaucoup ceux qui l'éprouvent, et leur fait, suivant leur expression, tourner la tête quand ils veulent marcher. Mais heureusement que la diplopie cesse d'elle-même au bout de peu de temps, et sans qu'on ait besoin de recourir à aucune médication. Dans certains cas rares, je l'ai vu persister pendant une quinzaine.

On a cherché a expliquer ce phénomène par une différence de dimension entre les pupilles des deux yeux. Ainsi, M. Philips dit avoir remarqué que, dans tous les cas où il a été à même d'observer la vue double, la pupille de l'un des yeux était toujours plus dilatée que celle de l'autre. « Jamais, dit ce chirurgien, la diplopie n'a existé » lorsque les ouvertures pupillaires étaient à l'état » normal. » A ce sujet, je ne serai point d'accord avec M. Philips. J'ai observé avec soin l'état des ouvertures pupillaires dans tous les cas compliqués de diplopie, et, à vrai dire, je ne me suis point aperçu qu'il existât de différence entre elles. Je ne saurais donc admettre cette raison pour explication du phénomène dont il s'agit. La production de la vue double, après la myotomie oculaire, provient, suivant moi, de ce que le parallélisme entre les deux axes visuels ne se rétablit pas de suite intégralement. Les deux rétines n'étant pas alors frappées dans deux points diamétralement correspondants, il en résulte deux impressions au lieu d'une seule, et conséquemment perception de deux images. Ce qui prouve la réalité de cette explication, c'est que la diplopie cesse à mesure que le parallélisme se rétablit complètement, et que les deux yeux acquièrent l'harmonie qui est indispensable à l'accomplissement normal de la fonction qu'ils sont chargés de remplir.

ACCIDENTS CONSÉCUTIFS.

Ophthalmie traumatique. — De quelques cas isolés d'ophthalmie purulente, suivis de la fonte de l'œil, quelques médecins peu partisans de la myotomie oculaire, en ont conclu, que cette opération exposait l'organe à ce terrible accident. S'il en était ainsi, quel est le praticien consciencieux et prudent, qui oserait, pour une difformité sans danger, exposer son client à des chances aussi graves? Mais fort heureusement ce péril n'est qu'imaginaire. Tous les chirurgiens qui ont pratiqué l'opération du strabisme peuvent l'attester comme moi; cette crainte est tout simplement une exagération, dont l'expérience a fait justice. L'opération faite avec les précautions que j'ai indiquées, et par une main exercée, est exempte de tout danger réel. Elle ne donne jamais lieu à aucun symptôme d'inflammation sérieuse. Aussi, je ne crains pas de le dire, les malheurs de ce genre éprouvés par quelques opérateurs novices, doivent être attribués, soit à des manœuvres imprudentes ou maladroites, soit à ce que l'opération a été pratiquée sur des individus diathésiques, gens chez lesquels il est impossible de faire une incision, sans qu'elle soit accompagnée de phlegmasie suppurante. Dans mon opinion, il n'est pas plus vrai de prétendre que la section musculaire expose l'œil à une ophthalmie purulente, que de dire, par exemple, qu'il y a danger d'ouvrir la sclérotique pendant la manœuvre opératoire, parce qu'une fois un chirurgien malheureux ou maladroit, a perforé cette membrane d'un coup de bistouri. Dans l'un et l'autre cas, c'est rejeter à tort sur la méthode opératoire des accidents qui ne peuvent arriver que par la faute de ceux qui la mettent en pratique.

Chémosis. — Dans quelques cas assez rares, et principalement à la suite de la section du muscle droit interne, j'ai remarqué que la conjonctive se boursouflait dans l'angle opéré. Ce chémosis partiel ne m'a jamais offert des caractères franchement inflammatoires. La muqueuse semblait seulement soulevée par une sérosité roussâtre, mais n'offrait point cette vascularisation rouge qui est l'apanage du vrai chémosis de cette membrane. Le boursouflement n'a, dans aucun cas, dépassé les limites de l'angle opéré, n'a jamais été accompagné de douleurs ni d'étranglement de la cornée. Ce léger accident a toujours cédé aux applications froides et résolutives sur l'œil, sans qu'il ait jamais été besoin d'en venir au traitement antiphlogistique proprement dit; j'ai cru remarquer que, dans plusieurs cas, il avait été provoqué par l'exposition de l'œil à l'air froid, sitôt après l'opération.

Photophobie. — Chez quelques jeunes sujets présentant les caractères évidents d'un tempérament lymphatique bien caractérisé, et dont certains offraient même des symptômes de scrofule, tels que des ganglions engorgés ou abcédés, il m'a fallu combattre quelque peu de photophobie accompagnée de larmoiement; mais cette complication qui ne doit pas étonner chez des sujets si fréquemment en butte à ce genre d'ophthalmie, n'a jamais offert ni gravité, ni persistance. Quelques lotions et applications calmantes, aidées d'une légère purgation, ont toujours suffi pour la faire disparaître.

Là se bornent en réalité tous les symptômes phlegmasiques qu'il m'a été donné de voir sur les nombreux opérés soumis à mon observation. J'arrive maintenant à une autre série d'accidents ou plutôt de phénomènes consécutifs. Ceux-là se remarquent dans les tissus et les parties intéressés par les instruments tranchants.

Bourgeons ou *tubercules charnus.* — Cinq ou six jours après l'opération, quelquefois plus tard, jamais plus tôt, au moment où l'inflammation adhésive nécessaire à la cicatrisation est à son apogée, on voit parfois apparaître au fond de l'incision, ou sur ses bords, de petites excroissances rouges lisses ou granulées, qui acquièrent assez rapidement la couleur et la grosseur d'une petite groseille. Ces espèces de bourgeons sont évidemment de deux espèces distinctes. Les uns, que je nomme bourgeons muqueux, sont manifestement produits par de petits boursouflements partiels de la membrane muqueuse, ou bien encore par un lambeau de cette même muqueuse qui n'a pas été complètement récisé pendant l'opération. Ceux-ci sont en général moins volumineux et d'une couleur plus pâle, et ils sont placés d'ordinaire sur les bords de l'incision. Ils suivent aussi une marche différente. Ainsi, lorsqu'on les laisse livrés à eux-mêmes, ils se décolorent peu à peu, deviennent souvent d'un blanc opale, se flétrissent et tombent pour ne plus reparaître. Si l'on tient à en débarrasser l'opéré sans attendre le moment de leur chute, il suffit de les réciser avec les instruments appropriés.

Le bourgeon de la seconde espèce que j'appellerai *charnu*, se développe d'une façon toute différente, et offre dans son évolution des symptômes assez curieux à étudier. Ainsi, la petite tumeur qui le constitue sort toujours du fond de la plaie, s'élève et grossit peu à peu, en s'interposant entre les lèvres de l'incision, et s'opposant par conséquent à leur rapprochement. Puis, à mesure que le travail de cicatrisation avance, le bourgeon, étranglé pour ainsi dire à sa base par le resserrement progressif des bords de la plaie, s'amincit peu à peu et n'est bientôt plus retenu que par une espèce de pédicule mince et délié, ce dont il est facile de s'assurer en constatant la grande mobilité dont il jouit alors.

Cette excroissance me paraît être manifestement produite par le gonflement inflammatoire de la portion antérieure du muscle coupé ; la façon dont elle se développe en est pour moi la preuve irrécusable. Au reste, cette excroissance ne se montre jamais quand on a la précaution, soit de réciser de suite cette greffe quand elle existe, soit de couper le muscle tout près de son attache antérieure à la sclérotique, ce qui vaut mieux. Cette complication ne présente aucune gravité, et c'est à tort que l'on a prétendu qu'elle pouvait donner lieu à une cicatrice coarctée, capable d'amener plus tard des récidives. Ce sont les moyens dirigés contre elle pour la détruire, qui ont amené quelquefois des accidents de cette nature.

Lorsque le bourgeon se manifeste, il faut, sans s'en préoccuper aucunement, lui laisser suivre, sans entraves, ses diverses périodes de développement. Lorsqu'il est arrivé à ce moment, où il ne tient plus à la sclérotique que par le pédicule délié dont nous avons parlé plus haut, il faut en faire la rescision. Le bourgeon ayant alors fini de croître, il n'y a plus de possibilité pour qu'il reparaisse après sa rescision, accident qui peut survenir quelquefois, l'orsqu'on se hâte d'en débarrasser l'œil avant cette époque.

Pour l'enlever, on le saisit tout simplement avec une petite pince, et on le coupe tout près de sa base. Si le pédicule est très mince, sous l'action de la pince seule, la granulation cède et s'arrache d'elle-même, sans qu'il soit besoin d'employer l'instrument tranchant.

Quelques chirurgiens ont conseillé de cautériser la base du bourgeon, sitôt après sa rescision ou son extraction. Cette pratique est imprudente et mauvaise. Je suis sur ce point de l'avis de M. Philips. Il faut bien se garder, dit ce chirurgien, de recourir à la cautérisation pour détruire les bourgeons. Le traitement alors est fort long et laisse des cicatrices blanchâtres, inodulaires. Il se pourrait même que, par suite, la rétraction de ces tissus fît reparaître la difformité. Au reste, la cautérisation est très douloureuse, entraîne toujours à sa suite une inflammation assez violente, comme je l'ai vu survenir chez plusieurs opérés cautérisés par un de mes confrères. Si le bourgeon reparaît par hasard, il est beaucoup plus simple de l'exciser une seconde fois, cette petite opération n'entraînant jamais après elle le moindre accident. C'est quelques jours de retard pour la guérison, voilà tout.

Ecchymose. — En définitive, le seul accident consécutif constant, celui qu'on retrouve partout et toujours dans un œil opéré du strabisme, c'est l'ecchymose, ou l'épanchement de quelques gouttes de sang sous les téguments conjonctivaux. Là, se bornent, dans la grande majorité des cas, les suites de la myotomie oculaire. Est-ce donc là les accidents redoutables que certains auteurs avaient voulu faire pressentir ? On l'avouera, c'est beaucoup de bruit, pour peu de chose. Cette ecchymose présente plus ou moins d'étendue selon que les tissus ont été plus ou moins nettement incisés, ou selon que l'hémorragie a été plus ou moins abondante. Mais il est impossible de méconnaître, à moins d'une ignorance profonde, que l'injection dans ces cas est tout-à-fait passive, et n'a aucune espèce de ressemblance avec les vascularisations diverses qui accompagnent les différentes phlegmasies de l'œil. L'infiltration sanguine n'existe que dans l'angle opéré, et ce n'est que dans des cas excessivement rares qu'elle dépasse la circonférence de la cornée. D'un autre côté, pour peu qu'on examine attentivement sa marche, on lui voit suivre toutes les phases d'une ecchymose ordinaire. D'une teinte rouge vermeille au début, elle revêt bientôt une couleur plus foncée ; puis, à mesure que la résolution s'en empare, elle passe successivement par toutes les teintes graduées du violet au jaune, jusqu'à ce que la sclérotique soit revenue à sa blancheur primitive. Le temps qu'elle met à parcourir ces diverses périodes est assez long, et ce n'est souvent qu'après quinze jours ou trois semaines, qu'elle est complètement effacée. On peut quelquefois en activer la résolution par l'emploi de lotions froides et astringentes, faites avec l'eau végéto-minérale.

TRAITEMENT CONSÉCUTIF.

Comme j'ai indiqué, en les passant en revue, les moyens à mettre en usage, pour combattre certains accidents particuliers, on peut pressentir à l'avance, qu'il me reste peu de mots à dire sur le traitement consécutif à l'opération ; ce traitement se réduisant, dans la majorité des cas à quelques précautions, toutes de prophylaxie.

La première et la plus importante indication, c'est de prévenir l'inflammation de l'œil opéré. Fort heureusement, dans la section des muscles de l'œil, comme dans les autres sections musculaires, la phlegmasie est peu à craindre ; cela tient probablement à la nature des tissus incisés ; j'emploie d'ordinaire, après la section, les précautions suivantes.

Sitôt l'opération faite, je fais couvrir l'œil d'un bandeau et d'une compresse trempée dans de l'eau froide, rendue astringente par l'addition de quelques gouttes d'extrait de saturne, ou d'une légère pincée d'acétate de plomb. Ces fomentations réfrigérentes doivent être renouvelées à chaque instant, pendant tout le jour, et l'opéré ne doit, en aucune circonstance, ouvrir les yeux, et les exposer à l'air. Dans le cas d'opération monoculaire, les deux yeux devront néanmoins être bandés, comme c'est la règle, après toute opération un peu sérieuse pratiquée sur ces organes. En effet, un œil restant ouvert, les mouvements se communiquent nécessairement à l'autre, et peuvent déterminer des accidents phlegmasiques. La diète, le repos, un pédiluve sinapisé le soir, voilà les précautions à prendre le jour de l'opération.

Je n'ai jamais vu qu'il fût indispensable, comme le disent quelques opérateurs, d'administrer une potion calmante. L'opération ne me paraît ni assez grave, ni assez douloureuse, pour nécessiter l'emploi de ce moyen.

Je crois inutile aussi, afin de calmer les douleurs, qui peuvent se manifester dans les tissus incisés, de faire prendre à l'intérieur l'extrait de belladone sous forme pilulaire, et à la dose de dix à quinze grains (cinq à huit décigrammes), ou bien encore de faire boire la teinture d'arnica, à la dose de dix à trente gouttes, dans une infusion légère de fleurs de tilleul, quoique je préfèrerais ce dernier moyen. N'ai-je pas dit ailleurs, que les douleurs qui se manifestent dans ce cas, sont peu violentes, et suivent toujours une marche décroissante.

Cependant, dans le cas où il surviendrait à la suite de l'opération une réaction violente, que l'on reconnaîtrait à l'élévation du pouls, à la chaleur générale, à une pesanteur de tête, accompagnée de douleurs fortes dans les tissus incisés, à un gonflement de la paupière supérieure, accompagné de larmoiement considérable, il faudrait, sans hésiter et sans perdre de temps, recourir à une évacuation sanguine, soit à l'aide d'une saignée du bras, soit par une application de quinze sangsues aux mastoïdes, ou aux omoplates. On ferait suivre cette saignée générale ou locale de l'administration d'un laxatif léger, afin de porter un point de dérivation sur la partie inférieure du tube digestif. Je conseille, dans ce cas, de préférer un sel neutre à toute autre espèce de purgatif. Ainsi, on ordonnerait quarante à soixante grammes de sulfate de soude ou de magnésie, dissous dans suffisante quantité d'eau, ou de bouillon d'herbes ou de veau, qu'on ferait prendre par verre ou par tasse d'heure en heure, dans la journée.

Si le lendemain de l'opération, le malade n'accuse aucune douleur, ce qui arrive presque constamment, et si l'œil opéré ne présente que cette injection vasculaire passive, résultat de l'infiltration sanguine des tissus sous-conjonctivaux, on peut alors, sans aucun danger, faire enlever le bandeau, et laisser les yeux découverts; je dirai plus, et j'insiste sur cette précaution, il faut bien se garder de laisser les yeux fermés trop longtemps; car si les muscles restaient inactifs, l'harmonie se rétablirait difficilement entre ces organes, et on s'exposerait peut-être à avoir reparaître la difformité, ou à obtenir un résultat moins complet.

Lorsque la section musculaire n'a été pratiquée que sur un seul œil, il est utile de faire, sitôt après l'opération, couvrir de temps en temps l'œil non-opéré d'un bandeau, et de recommander au malade de faire exercer avec l'œil opéré des mouvements variés, surtout dans le sens opposé au strabisme primitivement existant. Cet exercice est on ne saurait plus rationnel, fait observer M. Cunier ; il faut en effet, après l'opération du strabisme, employer des moyens qui soient propres à obtenir l'allongement nécessaire, et à modérer le raccourcissement qui est toujours amené par la rétraction du tissu de la cicatrice. Rejeter les moyens orthophthalmiques, c'est proclamer l'inutilité des divers moyens mis en usage après la section musculaire dans le pied-bot, le torticolis ancien, etc., c'est nier l'évidence, et s'exposer à voir se réunir les deux bords du muscle divisé, et ne retirer aucun bénéfice de l'opération.

Après la section des deux droits internes, dans le cas de strabisme double convergent, il faut recommander à l'opéré, pendant les quinze premiers jours qui suivent l'opération, de ne regarder que les objets éloignés de lui, et de fixer le moins longtemps possible, ceux qui sont rapprochés. On sait en effet, que plus l'objet est près de l'œil, plus cet organe converge pour l'apercevoir, et c'est cette convergence qu'il faut éviter, jusqu'à ce que les muscles coupés aient repris des points d'attache convenables.

Quelques opérateurs ont l'habitude de faire porter à leurs opérés certaines lunettes ou coques oculaires de formes diverses. Ce moyen, d'une valeur très minime, ayant pu par son usage prolongé déterminer quelquefois un strabisme opposé; je crois plus prudent de le rejeter, puisqu'il ne compense pas, par les avantages qu'il procure, les inconvénients auxquels il expose.

Enfin, j'ajouterai en terminant, que lorsqu'il existe une complication d'ambliopie dans l'œil opéré, ce qui n'est pas rare, il faut, sitôt l'opération guérie, s'occuper de cette faiblesse de l'œil. C'est surtout par l'exercice fonctionnel qu'on peut espérer de rendre à l'organe sa force normale, que l'inactivité forcée lui avait enlevée.

En définitive, et pour conclure, la myotomie oculaire offre deux avantages qui me paraissent réels et incontestables, le premier c'est de faire disparaître une difformité très disgracieuse qui enlève à la physionomie toute sa grace, au visage toute sa beauté; le second, c'est de rendre aux opérés un organe qui n'existe avant que pour la forme, puisqu'il reste établi par les faits que l'œil louche ne sert pas à la vision. J'ajouterai que la section musculaire est une opération d'autant plus remarquable, qu'avant sa découverte on ne connaissait réellement aucun moyen de guérir la déviation oculaire.

En présence de semblables chances de réussite, peut-on hésiter à se soumettre au traitement chirurgical, surtout quand il est prouvé par l'expérience que l'opération par elle-même est exempte de tout danger pour l'organe qui la subit ?

Néanmoins, comme avant tout il faut être vrai et sincère, je dois dire que les succès obtenus par l'opération ne sont pas, dans tous les cas, tellement complets, tellement parfaits qu'on ne puisse reconnaître que l'individu a été louche. Il est vrai que quelques opérés conservent encore, après la myotomie, un peu de vague dans le regard, un faux trait léger, qui dénote que le parallélisme entre les deux axes visuels n'est pas complètement rétabli. Mais dans les cas de cette nature, si on voulait se rappeler à quel degré le strabisme était porté avant la section musculaire, on reconnaîtrait encore que l'amélioration est immense. Chez quelques sujets, opérés d'un seul œil, on a remarqué encore, que l'organe était parfois un peu plus saillant que l'autre (exorbitisme). Mais cette imperfection est parfois si minime qu'il faut être prévenu d'avance pour l'apercevoir. En fin de compte, quel est donc le traitement médical ou chirurgical, qui fournisse partout et toujours des résultats semblables et invariablement heureux? N'est-ce donc pas magnifique déjà que d'obtenir, en toute circonstance, une amélioration sensible et évidente.

Disons-le donc en finissant, malgré toutes les attaques auxquelles elle est journellement en butte, malgré toutes les préventions défavorables qu'on s'est plu à répandre contre elle, il n'en est pas moins prouvé pour ceux qui l'ont expérimentée sérieusement, que la myotomie oculaire est une des découvertes les plus remarquables de la chirurgie moderne.

DE LA LUXATION ET DU DÉPLACEMENT DU CRISTALLIN

PAR UNE CAUSE TRAUMATIQUE.

Le déplacement du cristallin à la suite d'une lésion traumatique du globe oculaire, est un accident qui se rencontre assez fréquemment dans la pratique. Pourtant les indications thérapeutiques qui ressortent de ce changement de position d'une des parties essentielles de l'œil, ne se trouvent fixées d'une manière nette et précise dans aucun des auteurs qui ont parlé de cette lésion. Scarpa, Beer, Demours, Wenzel et quelques ophthalmologues modernes rapportent bien des cas de cette espèce, mais ils ne font que passer légèrement sur la thérapeutique indiquée en cette circonstance. C'est pour remédier à cette lacune, et dans le but d'établir quelques règles nouvelles pour le traitement de ce grave accident que j'écris cette note. Je baserai mes indications sur quelques faits intéressants que j'ai été à même de recueillir dans ma pratique. J'examinerai, je crois, cette question à un point de vue et sous un aspect nouveau. Je m'efforcerai surtout de signaler les différences remarquables qui existent entre les différents modes de déplacements de la lentille et leur gravité respective au point de vue des accidents consécutifs.

Les causes qui peuvent produire et amener le déchâtonnement et par suite la luxation et le déplacement du cristallin sont le plus souvent des lésions traumatiques du globe ou des environs de l'orbite, telles que blessures de l'œil ou des paupières, coups contondants, commotions, chutes, etc. Je dis le plus souvent, parce que le déplacement du cristallin peut quelquefois avoir lieu d'une façon pour ainsi dire spontanée, et sans qu'aucune lésion traumatique y ait concouru. J'ai avancé à ce sujet dans un article sur la cataracte pierreuse, adressé à l'*Union Médicale* en janvier 1848, que cette dernière lésion ne me paraissait pas possible, sans le ramollissement préalable de l'humeur vitrée (Synchisis), et j'ai cité à l'appui de cette opinion une observation détaillée sur un fait de cette nature. — Mais je n'ai à m'occuper ici que de la luxation du cristallin à la suite d'une cause traumatique, je laisse donc de côté tout ce qui n'a pas trait à ce sujet.

Lorsque le déplacement de la lentille est consécutif à une blessure de l'œil et des téguments palpébraux, le corps ou l'instrument vulnérant avant d'arriver au cristallin, a lésé plus ou moins gravement les membranes externes et internes du globe. La gravité de la blessure dépend alors de sa position, de sa profondeur, et surtout des membranes de l'œil atteintes par l'instrument tranchant ou vulnérant. On comprend en effet qu'une lésion intéressant, par exemple, la sclérotique et la choroïde, ou l'iris et la sclérotique, est plus grave qu'une blessure qui n'atteindrait que la cornée. Dans tous les cas, il faut toujours se tenir en garde contre les accidents inflammatoires graves et intenses, et craindre la fonte purulente dans les blessures compliquées.

Quand le déplacement du cristallin survient à la suite d'un coup contondant, et qu'aucune des membranes internes ne paraît lésée, la compression violente du globe, et le renfoncement subit des humeurs, peuvent être suivis d'une désorganisation de l'humeur vitrée, d'une rupture de quelques uns des vaisseaux sanguins et consécutivement d'une hémorrhagie, ou ce qui est plus grave encore, d'un déchirement des membranes nerveuses et par suite d'une amaurose subite ou consécutive.

En définitive, quelle que soit la cause qui ait amené la luxation et le déplacement du cristallin, quelle que soit sa position anormale dans l'œil après son déplacement, l'opacité de la lentille est toujours la conséquence inévitable de son déchâtonnement. Cette lésion oculaire est donc toujours un fait grave et fâcheux.

Examinons maintenant les différentes positions que peut prendre le cristallin à la suite de son déplacement, ou si l'on veut, quelles sont les différentes sortes de luxation qu'il peut subir, en me servant ici d'un terme qui jusqu'à ce jour n'avait été employé que pour désigner les lésions traumatiques des surfaces articulaires. Puis nous passerons en revue en même temps, les accidents consécutifs qui semblent être le résultat de ce déplacement du cristallin.

Et d'abord, le déplacement ou la luxation peuvent être incomplets ou complets.

Le déplacement est incomplet, quand le cristallin n'est pas dérangé de sa place ordinaire et paraît encore à travers l'ouverture pupillaire; il est complet, lorsque la lentille a disparu tout-à-fait du champ de la pupille.

La luxation incomplète est possible en trois sens : en dedans, en dehors et en bas. Je ne l'ai jamais observée en haut; cela s'explique, je crois, par la position de l'organe. Les mouvements de l'œil et les lois de la pesanteur entraînent le corps détaché plutôt en bas qu'en haut. Le cristallin luxé incomplètement, obstrue alors la moitié, le tiers ou le quart de la prunelle, soit vers le grand angle, soit vers le petit angle, soit dans la partie plus ou moins inférieure de cette ouverture, suivant la forme et l'étendue plus ou moins considérable du déplacement. Le diagnostic est facile, puisqu'au bout de peu de temps la lentille devenue opaque, apparaît à l'œil sous la forme et la couleur d'une cataracte ordinaire. Un symptôme presque constant dans ce genre de luxation, est un mouvement d'oscilation et de balancement plus ou moins sensible du cristallin; c'est ce qui a fait donner à ces cataractes là, le nom de cataractes branlantes. Ce balancement continuel est à mes yeux le résultat probable de la rupture des attaches et des ligaments cristalliniens. La luxation incomplète, quelle que soit sa forme, survient le plus souvent à la suite d'un coup contondant. Lorsqu'elle n'est pas compliquée des lésions des autres membranes, elle entraîne rarement d'autre accident grave que l'opacité du cristallin.

La luxation complète est possible en bas et en arrière, en bas et en avant.

1° Dans la luxation en bas et en arrière, le cristallin déplacé est plongé dans la chambre postérieure de l'œil, comme à la suite de l'opération de la cataracte par abaissement ou par réclinaison. Il a disparu complètement du champ pupillaire.

La gravité des accidents consécutifs dépend alors complètement, réserve faite des lésions concomitantes, de la position du corps déplacé, par rapport aux parties environnantes.

Si le cristallin plongé dans l'humeur vitrée n'appuie par aucune de ses faces, ni sur la partie postérieure de l'iris, ni sur les membranes profondes de l'œil, choroïde ou rétine; si, d'un autre côté, il n'a pas désorganisé dans sa chute une portion trop considérable du corps vitré, ce qui est le cas le plus heureux, mais aussi le plus rare, il peut s'absorber à la longue sans donner naissance à aucun accident sérieux. Le déplacement traumatique, dans cette circonstance, est suivi du même résultat qu'une opération de cataracte heureuse par abaissement. J'ai observé en 1842 un cas de cette nature, sur un bucheron du département de la Gironde. Le cristallin avait été luxé complètement par suite d'un violent coup d'une branche de chêne sur le globe. A l'examen, on apercevait encore au fond de l'œil gauche, au bas de la chambre postérieure, un noyau du cristallin opaque nageant dans les humeurs de l'œil. Il y avait eu déjà absorbtion des deux tiers au moins de la lentille. L'accident datait de deux ans à peu près. Aucune inflammation n'était survenue à sa suite. La vue était dans les conditions ordinaires d'un opéré de cataracte. Demours, Sichel et quelques autres oculistes modernes citent des cas identiques, entre autres celui d'une vieille dame dévote, atteinte de cataracte complète aux deux yeux, et dont les deux cristallins se luxèrent en bas, en même temps, sous l'influence d'une commotion ou d'un ébranlement imprimé à tout le corps en tombant à genoux au milieu d'une église. Les personnes qui l'entouraient, en la voyant se relever subitement guérie de sa cécité, crièrent au miracle. Combien de miracles semblables que la science explique d'une manière nette et positive, mais que le fanatisme ou l'ignorance exploitent ou propagent souvent à leur profit!

Malheureusement tous les cas ne sont pas aussi simples, ou aussi heureux. Ainsi, lorsque le cristallin, au lieu d'être luxé dans des conditions aussi favorables, appuie par une de ses faces sur la partie postérieure de l'iris; la présence de ce corps sur cette membrane y fait développer d'ordinaire une phlegmasie lente, sourde, qui résiste à toute espèce d'agent thérapeutique, parce qu'elle est entretenue par une cause matérielle, inattaquable par les moyens antiphlogistiques ordinaires. Peu à peu l'inflammation gagne les membranes environnantes. La pupille se rétrécit, se remplit de végétations et de fausses membranes. Un trouble général se manifeste dans l'iris et dans les humeurs de l'œil, et une cécité complète, par atrésie pupillaire ou par altération incurable de la transparence humorale, est la suite inévitable de cette longue série de phénomènes morbides.

En second lieu, si le cristallin déplacé, au lieu d'appuyer sur l'iris, comprime la choroïde ou la rétine, le résultat est le même; seulement quelquefois il est plus prompt. L'amaurose survient souvent à la suite de longues et profondes douleurs intra-orbitaires. Ce sont les mêmes accidents que nous voyons survenir tous les jours à la suite des opérations de cataracte par abaissement ou par inclinaison; et ce sont là, pour le dire en passant, les inconvénients les plus graves que l'on puisse reprocher à ces méthodes opératoires, accidents indépendants parfois de l'habileté de l'opérateur.

2° Le cristallin peut être luxé en bas et en avant. Deux cas se présentent alors à l'observation. Le cristallin déplacé engage un de ses biseaux, inférieur ou supérieur, suivant la direction du coup, dans l'ouverture pupillaire, où il reste comme un tampon, resserré par les fibres de l'iris; ou bien, entraîné par la violence de la cause traumatique, la lentille franchit complètement l'ouverture pupillaire, et vient se précipiter dans la chambre antérieure. Dans le premier cas, la présence du cristallin engagé dans l'ouverture pupillaire, entraîne nécessairement et inévitablement des accidents phlegmasiques, en tout semblables à ceux qui résultent de la pression de ce corps sur l'iris. Dans le second cas, on voit parfois le cristallin demeurer placé longtemps à la partie inférieure de la chambre antérieure sans déterminer d'accidents sérieux. Les trois observations suivantes montreront cette différence de résultats.

Observation première. — M. Michel, de Montluçon, âgé de 24 ans, serrurier, fut atteint, le 25 janvier, par un éclat de bois, qui frappa violemment l'œil gauche, la paupière étant fermée. Ce malade se présenta à mon cabinet le 4 février suivant, dix jours par conséquent après l'accident.

L'œil malade présentait les lésions suivantes : injection vasculaire d'un rouge violacé des membranes externes ; — teinte trouble et grisâtre du tomentum iridien ; — déchirure transversale, de la longueur d'un millimètre à peu près, dans la partie médiane et interne de l'iris : — nébulum léger sur la partie externe et un peu inférieure de la cornée ; — luxation et déplacement de la lentille cristalline, dont le biseau inférieur se trouve engagé à travers l'ouverture pupillaire, et retenu par les fibres de l'iris contractées ; — opacité évidente du cristallin déplacé. — Cet état phlegmasique de presque toutes les membranes de l'œil est accompagné d'un larmoiement peu considérable, d'une photophobie légère, et de douleurs peu en rapport avec un état de désorganisation aussi grave. La vision est nulle.

Un de mes confrères, appelé avant moi, avait ordonné un traitement antiphlogistique énergique, composé d'une saignée du bras, de deux applications de sangsues, la première à la tempe (12), la deuxième à la paupière inférieure (4), de deux purgations à deux jours d'intervalle, d'applications sur l'œil, avec un collyre au sulfate de zinc, et d'onctions autour de l'orbite avec l'onguent mercuriel belladonisé ; l'emploi de ces moyens avait amené une amélioration notable dans l'acuité des symptômes inflammatoires.

En effet, l'état général de l'œil décrit plus haut prouvait que la période d'acuité touchait à sa fin; d'un autre côté, la présence du cristallin déplacé ne me permettait pas d'espérer une résolution complète de ces symptômes, tant que ce corps étranger resterait interposé à travers l'ouverture pupillaire. Néanmoins, avant d'en venir à une opération qui me paraissait indispensable, j'employai pendant trois jours un traitement assez énergique. Ainsi deux purgatifs drastiques furent administrés, des compresses avec l'eau froide furent entretenues et renouvelées sans cesse sur l'œil malade; de plus, j'essayai, à l'aide d'onctions avec l'extrait de belladone pur, de provoquer la dilatation de la pupille, ce qui fut impossible, probablement à cause de la phlegmasie de l'iris.

Au bout de quatre jours, n'ayant obtenu aucune amélioration à l'aide de ces moyens, je résolus d'attaquer le cristallin déplacé à l'aide d'un instrument. Je plongeai une aiguille à cataracte dans la sclérotique, comme pour une opération par abaissement; arrivé à la pupille, je glissai doucement la pointe de mon instrument entre le bord externe de l'iris et le corps étranger, puis à l'aide d'un mouvement d'avant en arrière, je piquai le cristallin vers son centre, et l'attirant dans la chambre postérieure, je l'abaissai derrière l'iris.

Je préférai, dans cette circonstance, l'emploi de l'aiguille, parce que la kératite existante contre-indiquait la section de la cornée et l'extraction du cristallin.

Cette petite opération ne fut suivie d'aucune recrudescence de symptômes phlegmasiques. Le malade fut soumis au régime, au traitement et au pansement des opérés de cataracte. Au bout d'un mois tous les accidents avaient disparu, il ne restait, comme trace de l'affection traumatique que la déchirure de l'iris signalée plus haut. La pupille était nette, mais avait peu de contractilité. La vue était imparfaite. Il est probable que, dans cette circonstance, la commotion violente qui accompagna le coup, provoqua, par le refoulement des humeurs de l'œil, une compression des membranes nerveuses, qui fut suivie d'un affaiblissement assez grave de la rétine. On le sait, c'est là un des résultats les plus fâcheux et les plus ordinaires des violences extérieures et des coups sur l'œil.

L'observation suivante que j'ai trouvée dans mon répertoire, après avoir fait ce travail, me paraît mériter d'être intercallée ici; elle présente une certaine ressemblance avec celle-ci, mais offre en même temps quelques indications différentes.

Observation deuxième. — Le 4 mars 1841, la fille Saint-Joux, du département de la Dordogne, âgée de 17 ans, d'un tempérament lymphatique, vint me consulter pour une affection traumatique de l'œil droit, survenue à la suite d'un coup de verge de fer. L'œil frappé offrait les altérations suivantes : 1° Division complète de la cornée, intéressant toute la largeur de cette membrane, dans sa partie inférieure, un peu au-dessous de la pupille, dans l'endroit à peu près où se fait d'ordinaire la section dans l'opération de la cataracte par extraction; 2° luxation et déplacement en avant du cristallin qui se trouve engagé à travers l'ouverture pupillaire, et dont la moitié proémine dans la chambre antérieure; 3° opacité de cette lentille; 4° inflammation de l'iris et des autres membranes; 5° larmoiement continuel; 6° douleurs de tête violentes. L'accident datait de huit jours. La malade n'avait employé jusque-là que quelques moyens insignifiants. Aussi la phlégmasie avait-elle suivi une marche progressivement croissante.

Dans ce cas, l'indication thérapeutique me parut évidente. La première chose à faire était de profiter de l'ouverture accidentelle de la cornée, pour débarrasser la pupille du corps étranger qui l'obstruait, et qui, par sa présence sur les fibres de l'iris, augmentait la phlegmasie de cette membrane. J'exécutai de suite cette petite opération, en allant accrocher le cristallin déplacé avec une petite érigne, et en l'attirant doucement au dehors à l'aide de tractions légères. On le comprend, dans l'état où se trouvait l'œil, il eût été imprudent de chercher à faire sortir le cristallin à l'aide de pressions sur l'organe. La pupille une fois débarrassée du tampon qui l'obstruait, j'employai alors contre les symptômes inflammatoires un traitement antiphlogistique énergique. — Saignées dérivatives, sangsues aux apophyses mastoïdes, ventouses scarifiées aux épaules, purgatifs, répétés, applications froides et résolutives, etc. Le cristallin extrait, les douleurs diminuèrent de jour en jour, et disparurent bientôt. Au vingt-cinquième jour de traitement, l'œil était à peu près guéri. Malheureusement, l'inflammation des membranes internes avait été suivie de la formation de quelques fausses membranes, qui obstruaient le champ de la pupille. D'un autre côté, la section de la cornée laissa, en se cicatrisant, un albugo épais et assez large. La vision fut nécessairement troublée par ces deux altérations ineffaçables. Nul doute que sans elles la vue eût été bonne.

J'arrive maintenant à l'observation qui devait être la deuxième dans cette note, et qui nous montrera une luxation complète du cristallin qui ne fut suivie d'aucun accident sérieux.

Observation troisième. — Le 24 mars 1841, la fille Bertrand, Anne, de Saint-André de Cubzac (Gironde), âgée de 26 ans, vint réclamer mes conseils pour une maladie des organes de la vue. A l'examen je reconnus les symptômes suivants :

L'œil gauche présentait un énorme staphylôme de la choroïde, situé dans le grand angle, et ayant la grosseur d'une petite noisette. La cornée de cet œil était recouverte d'un albugo épais, occupant toute la circonférence de la membrane. La vision était complètement abolie. Ces altérations étaient la conséquence d'une ophthalmie purulente qui avait succédé à une opération de cataracte par abaissement, pratiquée à l'hôpital de Bordeaux en l'année 1840. La cécité de ce côté était par conséquent incurable.

En examinant attentivement l'œil gauche, on distinguait dans la partie médiane et inférieure de la première chambre, un corps opaque, arrondi, de la grosseur d'une lentille, et qu'il était facile de reconnaître à première vue pour un cristallin cataracté déplacé de sa position normale. Ce corps obstruait les quatre cinquièmes à peu près de l'ouverture pupillaire. Néanmoins, au-dessus de son bord supérieur, on apercevait une partie très minime de la pupille qui paraissait noire, libre et nette. Ce corps n'avait aucune adhérence évidente avec l'iris. Le cristallin cataracté était d'un blanc nacré, parsemé çà et là de stries grisâtres; l'iris était parfaitement sain, la cornée claire et transparente. La malade distinguait faiblement quelques objets à travers la petite portion de prunelle, que ne couvrait pas la lentille déplacée. Les autres membranes de l'œil n'offraient aucune trace de phlegmasie. La malade me fournit sur son état les renseignements que voici :

Dix mois environ après l'opération malheureuse de l'œil droit, alors que la vue s'affaiblissait graduellement par suite de l'opacité croissante du cristallin gauche, la malade, en traversant une rue, se heurta violemment contre le brancard d'une charrette; le coup atteignit la partie supérieure de l'orbite, à quelques millimètres au-dessus du sourcil gauche, et divisa les téguments dans une longueur de plus d'un centimètre, autant que j'ai pu en juger par l'apparence de la cicatrice. Cependant il ne fut suivi d'aucune espèce d'accident. Seulement le lendemain, des personnes qui entouraient la malade aperçurent dans la chambre antérieur de l'œil le corps opaque que nous y trouvâmes à l'examen. La commotion produite par le coup avait donc amené la rupture des ligaments du cristallin, et le passage de ce corps dans la chambre antérieure de l'œil. Le déplacement de la lentille cataractée ne fut suivi, dans ce cas, d'aucun symptôme grave. La phlegmasie oculaire qui en fut la conséquence disparut, sans remèdes, au bout de quelques jours, et la malade, peu encouragée par l'insuccès d'une première opération, et par les douleurs longues et violentes qui l'avaient suivie, demeura près d'une année sans recourir aux conseils d'un homme de l'art.

Dans le cas présent, une seule indication se présentait : enlever par une opération le cristallin déplacé. Après beaucoup d'hésitation, la malade finit par se décider à l'opération proposée.

Le 26 mars, j'opérai cette femme. Une simple incision à la cornée suffit pour donner passage au cristallin, que je pus saisir avec une petite érigne, et que j'attirai doucement au dehors. Cette petite manœuvre opératoire ne fut suivie d'aucun symptôme de phlegmasie, et quinze jours après la malade était pour ainsi dire guérie. — A cette époque, je pus constater l'état de l'œil opéré. La pupille était nette, régulière ; l'iris avait sa contractilité normale. La cicatrice de la cornée était linéaire et presque imperceptible. La vue était parfaite. Cette fille, affectée de myopie, avait gagné par l'opération la disparition de cette infirmité. Le résultat était aussi complet qu'il était possible de le désirer.

Ce fait prouve d'une façon évidente que le cristallin déplacé peut demeurer longtemps interposé dans la chambre antérieure de l'œil, entre l'iris et la cornée, sans déterminer des symptômes phlegmasiques dangereux. — Mais il faut pour cela que le corps étranger n'exerce aucune pression ni sur l'une, ni sur l'autre de ces membranes.

Je pourrais ajouter ici huit ou dix autres observations de la même espèce, que j'ai recueillies dans ma pratique, mais ce serait allonger inutilement ce travail.

Il me reste maintenant à exposer les réflexions qui m'ont été suggérées par ces cas nombreux et divers, et à formuler les indications thérapeutiques qui me semblent ressortir de l'étude attentive de ces différentes lésions oculaires.

Comme on a pu le voir par les quelques faits que je viens de citer, il est une indication thérapeutique qui semble dominer pour moi tout le traitement de la lésion traumatique que j'ai voulu étudier ici, c'est la position du cristallin déplacé par rapport aux membranes environnantes. Sans nul doute, les autres lésions oculaires concomitantes, telles que la division de la cornée, la déchirure de l'iris, le refoulement des humeurs, la compression de la rétine ont bien leur importance et leur gravité. Mais cependant, suivant moi, la première chose que le praticien doive considérer avant d'en venir à aucun traitement, c'est cette position anormale de la lentille déplacée. Dans la majorité des cas, en effet, de la position du cristallin dépendent les ophthalmies interminables qui succèdent d'ordinaire à cet accident. La cause matérielle, palpable, c'est évidemment ici le cristallin déplacé.

En admettant ce premier principe, il est facile de comprendre que si, dans ces circonstances, on se borne, comme c'est l'habitude, à s'occuper des accidents inflammatoires, au lieu d'attaquer directement la cause principale qui souvent les provoque et les entretient, il est impossible, par cela même, d'arriver jamais à un résultat satisfaisant. Ceci est prouvé, pour moi, par les faits nombreux que j'ai été à même d'observer. D'un autre côté, je suis convaincu aussi que, dans une grande partie des cas, on peut espérer et obtenir un résultat favorable, si on a recours aux moyens chirurgicaux, sans perdre son temps à administrer les remèdes antiphlogistiques.

La première indication, suivant moi, consiste donc à remédier de suite à cette position fausse du cristallin, soit en l'extrayant, soit en le plaçant de façon à ce qu'il ne puisse nuire aux autres membranes.

Au reste, comme dans tous les cas, le cristallin luxé devient inévitablement opaque, il faut toujours en venir tôt ou tard à une opération, si on veut rendre la vue au malade; ce n'est donc plus qu'une question d'opportunité qui reste à discuter ici. Or, cette opportunité de l'opération me semble jugée par les réflexions qui précèdent. Reste à spécifier les cas où l'opération est immédiatement applicable.

L'extraction du cristallin luxé, ou son changement de position doivent être exécutés dans les trois cas suivants :

1° Dans la luxation complète en bas et en arrière, lorsque le cristallin appuie par une de ses faces ou par un de ses biseaux, sur la face postérieure de l'iris, et qu'il refoule cette membrane en avant. — Dans ce cas, il faut, avec une aiguille à cataracte, introduite par la sclérotique, s'efforcer de le remettre dans la position ordinaire d'une cataracte opérée par abaissement ou par réclinaison.

2° Dans la luxation en bas et en avant, quand le cristallin engagé à travers l'ouverture pupillaire, y demeure retenu par le resserrement des fibres de l'iris. — Dans ce cas, on a à choisir entre deux manœuvres opératoires pour en débarrasser la prunelle. On peut le plonger dans la chambre postérieure, comme je le fis dans l'observation première, ou bien l'extraire par une ouverture faite à la cornée. C'est au tact du praticien à reconnaître quel est le procédé qui doit être appliqué de préférence au cas qu'il a sous les yeux. Pour moi, je préfère l'extraction par la cornée toutes les fois que cette membrane est saine, et n'est pas atteinte par une phlegmasie violente qui en contr'indique la section. L'extraction ici, comme dans les opérations de cataracte ordinaire, est pour moi la méthode qui doit être employée de préférence aux autres, parce qu'en la mettant à exécution on est toujours matériellement sûr de ce que l'on fait. Ce que j'ai toujours reproché à l'abaissement, c'est qu'avec cette méthode opératoire on ne sait jamais au juste dans quelle position on place le cristallin. Or, en chirurgie, ce doit être comme en mathématiques, on devrait toujours pouvoir raisonner son opération comme une règle. On doit préférer l'abaissement avec l'aiguille, quand la cornée est en proie à une phlegmasie, ou qu'elle est recouverte d'altérations. Il ne serait pas prudent de l'ouvrir alors avec un instrument tranchant. Ai-je besoin de rappeler que, dans le cas où cette membrane se trouverait ouverte accidentellement, comme cela arrive chez le malade qui fait le sujet de ma deuxième observation, il faudrait immédiatement profiter de cette issue. Cette idée est si simple, qu'elle viendrait, à la seule inspection, à tous les praticiens.

3° Dans la luxation complète en avant et en bas, quand le cristallin, précipité dans la chambre antérieure, appuie sur la face antérieure de l'iris, il faut l'extraire de suite par une incision à la cornée. Dans les cas heureux de cette espèce, comme celui décrit dans la troisième observation, on pourrait, vu la position du cristallin, attendre, pour faire l'opération, que les accidents phlegmasiques fussent disparus.

Quant aux cas signalés sous la dénomination

de luxation incomplète, c'est au coup d'œil de l'oculiste à reconnaître si le cristallin déplacé doit être complètement enlevé du champ pupillaire, et quel est le procédé opératoire qui doit être mis en œuvre en cette circonstance. Au reste, ces cas-là étant rarement suivis d'accidents inflammatoires sérieux, peu importe que l'opération soit faite un peu plus tôt ou un peu plus tard.

Je me hâte de le dire, les indications que je viens de poser, sous une forme peut-être trop aphoristique, ne sont pas formulées cependant d'une manière fixe et invariable. J'ai eu en vue, dans ce travail, de généraliser autant que possible et faire ressortir les indications thérapeutiques les plus importantes. Voilà tout. La lésion traumatique que j'ai voulu étudier se présente sous une infinité de formes si diverses, elle est parfois accompagnée de complications si différentes, qu'il y aurait témérité à vouloir ramener cette foule de variétés à un mode de traitement fixe. J'ai posé quelques principes, indiqué quelques règles, le tact et l'expérience de chaque praticien feront le reste.

Avant de terminer, il me reste à dire deux mots sur une objection qui m'a été faite souvent, et qui est celle-ci : Ne s'expose-t-on pas en exécutant une manœuvre opératoire, sur un œil déjà enflammé et fatigué par la lésion traumatique qu'il a subie, à augmenter volontairement les chances et les périls de la phlegmasie consécutive. Cette idée toute naturelle, je ne suis pas sans l'avoir eue aussi, mais l'expérience m'en a démontré la fausseté. En fait, à quoi se borne, en définitive, la manœuvre opératoire, dans les cas dont il s'agit? à faire une incision légère au bas de la cornée, si on veut extraire le cristallin, puis à aller l'accrocher avec une érigne pour l'attirer doucement au dehors, ou bien à plonger une aiguille à cataracte à travers la sclérotique pour aller embrocher le cristallin, et l'attirer au bas de la chambre postérieure. Je vais plus loin : j'admets pour un moment que l'opération puisse activer l'inflammation existante, eh bien! je dis que, dans ce cas-là, il faudrait encore la faire. En effet, il y a un fait certain, inévitable, c'est que si on laisse le cristallin dans sa position anormale, et ici je limite mon observation aux trois variétés de luxation que je viens d'indiquer, on peut dire d'avance que la phlegmasie des membranes internes amènera des désordres tels que tout espoir dans une opération ultérieure est détruit, et la vue est à jamais perdue. Au contraire, en faisant de suite l'opération que je conseille, on a souvent des chances de conserver la vision. Entre un danger certain et un péril au moins douteux, quelle est la conduite que la prudence indique? La réponse ne nous semble pas embarrassante : *De deux maux, il faut toujours choisir le moindre.*

DE LA LUXATION SPONTANÉE DU CRISTALLIN.

Pour compléter maintenant l'étude du déplacement de la lentille cristalline ; il me reste à parler d'un dernier mode de luxation, que j'appellerai *spontanée.*

J'entends par luxation spontanée, le déchâtonnement et la dislocation du cristallin, qui surviennent sans qu'aucune cause traumatique ou externe puisse en rendre raison.

Ce dernier mode de déplacement a été étudié par plusieurs oculistes modernes ; mais aucun de nos confrères ne nous semble avoir cherché à se rendre compte de la cause interne qui provoque cet accident. J'ai été assez heureux pour rencontrer quelques cas remarquables de cette espèce. Ce sont eux qui me fournissent l'occasion de consigner ici les réflexions qui m'ont été suggérées sur l'étiologie de cette curieuse affection occulaire.

Voici les faits :

Observation première. — Catherine Allan, de la Foye-Mongeaux (Deux-Sèvres), âgée de quarante-neuf ans, d'un tempérament sanguin, se présenta à ma consultation le 10 septembre 1841, pour être traitée d'une affection de l'œil gauche, qui remontait à plusieurs années.

L'examen de l'œil malade me fit apercevoir de suite un corps étranger dans sa chambre antérieure. Ce corps, d'un blanc mat, était de la grosseur d'une lentille, mais de forme assez irrégulière. Placé derrière la cornée, au milieu de la chambre de l'œil, il obstruait les trois quarts inférieurs de la prunelle, dont le quart supérieur était libre. A travers cette dernière portion, on pouvait apercevoir les humeurs profondes de l'organe, qui paraissaient transparentes comme dans leur état normal. La pupille avait des dimensions naturelles.

En examinant attentivement le corps opaque, il me fut facile de reconnaître un cristallin opaque passé dans la chambre antérieure. Tout le prouvait, ses dimensions, sa forme et sa couleur. Ce qui fortifiait en moi cette opinion, c'est que, dans nulle partie de l'œil, il n'existait de trace de cicatrice qui pût faire penser que ce corps étranger s'était introduit dans l'organe à la suite d'une violence extérieure.

Derrière ce corps opaque s'apercevait l'iris, qui, au lieu d'être tendu verticalement comme à l'état normal, préesntait un enfoncement assez marqué dans sa partie située immédiatement sous la portion inférieure du cristallin. Cette voussure de l'iris s'expliquait par la pression exercée sur les fibres de cette membrane par le corps opaque, qui les refoulait vers les parties profondes de l'œil. Les conséquences de cette pression avaient été la phlegmasie sourde, lente, de la membrane iridienne, phlegmasie qui se trahissait aux yeux de l'observateur par une teinte trouble et grisâtre de ses fibres. Les membranes plus extérieures, telles que la conjonctive et la sclérotique étaient, elles aussi, en proie à une inflammation chronique, reconnaissable aux diverses arborisations vasculaires dont elles étaient sillonnées. La cornée transparente seule était restée intacte. Des douleurs sourdes, lancinantes et presque continuelles, une cécité absolue accompagnaient cette affection.

En réfléchissant à la position de cet œil et surtout à la cécité complète dont il était frappé, il devint évident pour moi que la perte de la vue n'était pas due à la présence du cristallin devant l'ouverture pupillaire. J'ai déjà fait remarquer que le tiers supérieur de la pupille était libre. Il y avait donc là une ouverture assez considérable pour que la malade pût percevoir quelques objets. Au reste, la prunelle eût-elle été entièrement obstruée, la malade eût dû néanmoins avoir perception de la lumière. C'est un phénomène qu'on observe dans tout les cas de cataracte complète, et qui est, comme on sait, le symptôme le plus sûr de l'état sain des membranes nerveuses, et l'indication la moins trompeuse pour autoriser l'opération. Dans le cas présent, la perception était complètement abolie, il devenait évident qu'il y avait paralysie de la rétine ou du nerf optique. Voyons comment ces différentes complications s'étaient manifestées dans l'organe affecté.

A l'âge de vingt-quatre ans, la malade, qui en compte aujourd'hui quarante-neuf, perdit tout-à-coup la vue de l'œil gauche, dans l'espace de cinq jours, à la suite de cruelles et violentes douleurs, qui avaient leur siége principal dans le côté gauche de la tête (région orbito-frontale). L'œil ne présenta alors, au dire de la malade, aucune altération sensible dans ses conditions physiques, c'est-à-dire qu'il n'y eut ni rougeur, ni tuméfaction, aucun symptôme de phlegmasie des membranes externes. Le seul fait notable fût la douleur fixée principalement au-dessus du sourcil. Evidemment l'amaurose qui succéda à cette douleur ne put être attribuée qu'à une congestion sanguine des membranes profondes de l'œil, qui fut suivie d'une paralysie complète de la rétine et du nerf optique. Un phénomène bien remarquable dans les faits de cette nature, c'est la cessation complète des douleurs sus-orbitaires, sitôt que le sens de la vue est totalement aboli. Etrange coïncidence qui rapproche l'une de l'autre la cessation du mal et la perte de l'organe malade ! C'est ainsi que les faits se passèrent chez la femme Allan.

A quelques jours de là la malade, en regardant son œil dans un miroir, aperçut, au milieu de la prunelle, une petite tache blanche. Elle ne s'inquiéta guère de cette nouvelle complication. Son œil étant perdu d'avance, peu lui importait la couleur blanche ou noire de la prunelle. Néanmoins, elle remarqua que cette tache qui d'abord n'occupait que le centre de la prunelle, prit peu à peu de l'agrandissement, et finit un jour par obstruer complètement cette ouverture. Une cataracte s'était donc formée consécutivement à l'amaurose et qu'on peut rationnellement attribuer à la même cause. Du reste, rien de saillant dans sa formation. Elle se développa graduellement du centre à la circonférence du cristallin, comme c'est la règle ordinaire, et ne fut accompagnée d'aucune douleur. Le seul fait notable, c'est qu'au lieu de demeurer des mois ou des années pour parvenir à sa complète évolution, elle y arriva en quelques jours.

Quinze années s'écoulèrent dans cet état, sans que la plus légère douleur vint troubler un instant le repos dont jouissait la malade. Puis, tout à coup, et sans qu'aucune cause pût en rendre raison, une violente ophthalmie se déclara. L'œil devint rouge, les paupières et la conjonctive se tuméfièrent, de fortes douleurs apparurent de nouveau. Cet état de choses dura deux mois à peu près, sans que la malade, insouciante et apathique comme beaucoup de gens de campagne, se décida à appeler un médecin. Pourquoi, en effet, payer un homme de l'art pour un organe inutile ? Malgré cela, grâce à la prévoyante nature, cette phlegmasie arriva peu à peu à complète résolution. Tout rentra dans l'ordre : la rougeur s'évanouit, la tuméfaction se dissipa ; en un mot, la période d'acuité de la phlegmasie se calma ; les douleurs seules demeurèrent sourdes et constantent. Examinons si nous en trouverons la cause dans l'état de l'œil après l'ophthalmie aiguë.

Je m'aperçus alors, me dit la malade, que la tache blanche avait changé de place. Elle me parut beaucoup plus large et placée moins profondément qu'avant l'inflammation; qu'était-il arrivé? Le cristallin cataracté avait franchi l'ouverture pupillaire et était venu se loger dans la chambre antérieure de l'œil à la même place où nous l'avons retrouvé. Comment ce phénomène avait-il pu s'effectuer? C'est un problème fort difficile, pour ne pas dire impossible à résoudre. On conçoit fort bien qu'à la suite d'une violence extérieure, d'un coup, d'une chute, un cristallin opaque puisse briser les liens qui le retiennent, s'élancer à travers la pupille, et arriver dans la chambre antérieure de l'œil. Le mouvement imprimé aux humeurs de l'œil par la cause contondante peut rendre compte de cette dislocation et de ce déplacement du corps cristallinien. Mais ici, rien de semblable n'eut lieu. Tout ce que je me bornerai à noter, c'est que pendant une ophthalmie qui, suivant toute probabilité, n'était pas bornée aux membranes externes, mais avait atteint les parties profondes de l'œil, le cristallin cataracté se déplaça, et vint se précipiter dans la première chambre. La phlegmasie fut-elle la cause occasionnelle de ce déplacement? C'est possible; mais rien ne peut me le faire affirmer.

Depuis lors, c'est-à-dire depuis près de huit années, le cristallin est demeuré à la même place, et l'œil a été continuellement en proie à des douleurs sourdes, qui, lorsqu'elles redoublent, fatiguent beaucoup la malade. Or, si nous examinons les caractères principaux de ces douleurs, nous verrons qu'elles ne ressemblent aucunement à celles qui accompagnèrent l'amaurose quinze années auparavant. Dans le premier cas, en effet, le siège principal des douleurs est au-dessus du sourcil, dans la région orbito-frontale, ce qui dénote pour nous un état congestif vers cette partie; dans le second, les douleurs sont bornées exclusivement à l'intérieur du globe, ce qui prouve qu'elles ne peuvent être dûes qu'à un état de phlogose d'une des parties de l'œil. Sous le rapport de la sensation qu'elles procurent, elles diffèrent encore essentiellement. Vives, pongitives, dans le premier cas, elles sont sourdes et parfois lancinantes dans le second. Là elles ont tous les caractères de celles qui se manifestent dans une affection congestive; ici elles offrent tous les symptômes de celles qui accompagnent les maladies chroniques. Or, si nous nous rappelons l'état de l'organe, nous y trouvons tous les caractères d'une iritis chronique.

Il suffisait de réfléchir un instant à la position anormale du cristallin pour reconnaître de suite que la présence de ce corps dans la chambre antérieure causait à elle seule tout le désordre. L'indication qui se présentait était donc nette, précise; il fallait, pour faire cesser le mal, enlever sa cause matérielle, en allant chercher le cristallin derrière la cornée. Une seconde raison qui me détermina complètement à une opération de l'œil gauche, c'est que par suite de l'irritation permanente de cet œil, son congénère s'affaiblissait peu à peu depuis quelque temps, à la suite de douleurs sourdes, reparaissant à des intervalles encore éloignés. Mon but, en pratiquant l'opération, était donc double : 1° extraire le cristallin de l'œil gauche; 2° arrêter la maladie de l'œil droit que je considérais comme purement sympathique. Ces raisons réunies me semblaient assez fortes pour risquer une opération peu douloureuse, et qui ne pouvait entraîner après elle aucune conséquence bien grave.

Inciser la cornée, comme dans l'opération de la cataracte par extraction; cette incision faite, introduire dans la chambre antérieure un crochet érigne très délié, saisir le corps opaque et l'amener au dehors. Telle fut l'opération. La malade ne donna aucun signe de douleur, et elle avoua n'en avoir point ressenti. Je pansai à sec, ordonnai le repos au lit, et la diète la plus absolue.

Le corps extrait de l'œil était, comme je l'avais diagnostiqué, un cristallin opaque. Mais il offrait des caractères bien différents des cataractes ordinaires. Ainsi il était d'un blanc mat, d'une densité beaucoup plus considérable que les cristallins cataractés, il se brisait en petites parcelles, si on exerçait sur lui la plus légère pression. De plus, au lieu de présenter une surface plane et arrondie, il était bosselé, inégal, et offrait au toucher des aspérités rugueuses comme du gravier; en un mot, il semblait réduit à l'état de certaines concrétions calcaires qu'on rencontre quelquefois sur les os humains. En le brisant en deux portions, et l'examinant attentivement à la loupe, il me fut impossible de reconnaître aucun vestige de l'organisation primitive du cristallin.

L'opération pratiquée ne fut suivie d'aucune phlegmasie, ce fut tout au plus si les membranes externes de l'œil s'injectèrent. Après huit jours de soins et de régime, la cicatrice de la cornée était faite, et la malade put reprendre son train de vie ordinaire.

Ainsi, la cause du mal enlevée, tout symptôme morbide disparut comme par enchantement. L'iris reprit bientôt le brillant de son coloris, les douleurs ne reparurent plus. De plus, la réaction symptômatique sur l'œil droit cessa avec la phlegmasie du gauche.

J'ai revu la malade un mois après l'opération, et je dois dire que sans l'immobilité complète de la prunelle, il serait impossible de croire que cette femme a perdu la vue de l'œil gauche. Il ne reste aucune trace de l'opération, car la section faite à la cornée se trouve tellement près de la jonction de la sclérotique avec cette membrane, qu'elle se trouve perdue dans ce petit cercle grisâtre qui borde la cornée en cet endroit. Depuis lors la vue s'est fortifiée dans l'œil droit, et cet organe jouit de toute l'intégrité de ses fonctions.

Je suis donc en droit de conclure que l'opération a eu un double résultat :

1° De procurer la guérison complète et radicale de l'ophthalmie interne de l'œil gauche ;

2° De conserver la vue de l'autre œil ; car il y a tout lieu de penser que l'ambliopie dont ce dernier œil était affecté eût amené tôt ou tard une cécité irréparable.

Observation deuxième. — Le 9 octobre 1847, M. A. F..., de Bellegnat (Ain), agé de dix-huit ans, d'un tempérament lymphatico-sanguin, se présenta à ma consultation sortant de l'Hôtel-Dieu de Lyon. En examinant son œil droit, je reconnus de suite une cataracte passée dans la chambre antérieure. Cet accident était accompagné d'une injection vasculaire de la conjonctive et de la sclérotique, et d'une iritis légère. La vue était trouble, sans être complètement abolie. Ce jeune homme me raconta ainsi les antécédents de sa maladie oculaire.

A l'âge de cinq ans, en jouant avec un petit fusil, un éclat de capsule lui frappa l'œil droit, et détermina une ophthalmie traumatique violente, qui dura quelque temps, puis se dissipa.

Deux ans après cet évènement, qui ne laissa aucune trace dans l'œil malade, une tache blanche apparut au centre de la prunelle. Cette opacité centrale du cristallin s'accrut peu à peu, puis finit un jour par obstruer complétement l'ouverture pupillaire. Néanmoins, le malade conserva toujours la perception de la lumière.

L'œil était dans cet état depuis onze ans, lorsque tout-à-coup, le 4 octobre dernier, le cristallin cataracté passa dans la chambre antérieure, où le malade l'aperçut très distinctement à son réveil. Dès lors les vaisseaux des membranes externes s'injectèrent, des douleurs sourdes se manifestèrent dans l'organe ; en un mot, une ophthalmie se déclara. Cette inflammation, qui prit de suite un type chronique et lent, fut évidemment causée par la présence du corps étranger dans la chambre antérieure, puisque avant la dislocation et le déplacement du cristallin, aucun simptôme de phlegmasie ne s'était manifesté dans l'œil cataracté.

Cependant, une singularité bien remarquable du cas présent, c'est que le cristallin opaque ne demeurait pas continuellement dans la chambre antérieure de l'œil; il voyageait, si je puis m'exprimer ainsi, d'une chambre dans l'autre, tantôt passant devant l'iris, tantôt retournant dans son lieu et place. Ainsi, pendant la nuit, dans la position horizontale, c'est-à-dire lorsque le malade était couché sur le dos, la tête renversée en arrière, le cristallin cataracté passait derrière l'iris, puis dans la position verticale, c'est-à-dire quand le malade était levé et debout, il ne tardait pas à franchir la pupille et à venir se loger dans la première chambre de l'œil.

Ce déplacement du cristallin cataracté paraissant être la seule cause de l'ophthalmie, comme dans l'observation précédente, une seule médication était applicable, extraire le corps étranger. Le malade étant décidé à cette petite opération, je la pratiquai de la manière suivante deux jours après son entrée à ma maison de santé ophthalmique.

Je profitai d'un moment où le cristallin se trouvait dans la chambre antérieure pour inciser la cornée. J'espérais, une fois cette membrane ouverte, faire sortir le cristallin à l'aide d'une simple friction. Malheureusement, la désorganisation du corps vitré, que je ne pouvais pas prévoir, car elle n'était accompagnée d'aucun symptôme caractéristique, déjoua mes espérances. En effet, la lame du kératotôme, en traversant la chambre antérieure, exerça une légère pression sur le cristallin, et cette pression si minime qu'elle pût être, suffit pour que ce corps fût repoussé dans la chambre postérieure. En outre, je m'aperçus, sitôt que la cornée fut ouverte, que le corps vitré était complètement liquéfié, car il s'échappait de l'incision sous la forme d'un liquide jaunâtre et gluant. Il devenait, par cette raison, impossible d'essayer d'extraire le cristallin par des frictions sur le globe. Toute friction n'eût eu pour résultat que d'amener l'évacuation du corps vitré. Je fus donc forcé d'aller pêcher pour ainsi dire la cataracte avec une érigne très fine. Ce temps de l'opération présenta des difficultés inouies. Le cristallin, nageant au milieu de l'humeur vitrée, échappait à l'action de l'instrument. Enfin, après plusieurs essais infructueux, je parvins à le saisir par derrière avec mon érigne, et à le conduire jusque dans l'ouverture pupillaire; mais au moment de franchir cette ouverture, il se brisa en deux morceaux. La plus considérable de ces deux portions (les deux tiers à peu près) fut extraite avec l'instrument, la plus minime retomba derrière la prunelle. Comme une quantité considérable du corps vitré s'était échappée pendant cette longue et difficile manœuvre, je ne crus pas prudent d'essayer l'extraction de la portion restante du cristallin. L'œil s'était affaissé, et j'évaluai qu'un tiers au moins de l'humeur vitrée s'était écoulée au dehors. Je fermai l'œil, j'enduisis les paupières d'extrait de belladone, je pansai avec de la charpie, et j'attendis dans les craintes d'une violente ophthalmie. Quelques heures après l'opération, des douleurs de tête s'étant manifestées, je pratiquai une saignée du bras. A partir de ce moment, aucun symptôme de phlegmasie ne se montra, et au bout de dix jours on pouvait considérer l'œil comme complètement guéri; car il ne restait plus qu'une injection vasculaire peu apparente.

En examinant cet organe, on pouvait apercevoir derrière la prunelle le morceau du cristallin non extrait, qui remuait et suivait toutes les oscillations du liquide dans lequel il était plongé. J'ai gardé le malade pendant un mois sous mes yeux, et durant cet intervalle jamais ce corps n'a reparu dans la chambre antérieure. Il est donc permis d'espérer qu'il n'y reparaîtra plus; néanmoins je n'oserais pas l'affirmer. D'un autre côté, on ne peut croire à une absorption. En effet, le morceau de cristallin que j'ai extrait est comme celui de la femme Allan, dur, friable, encroûté de phosphate calcaire. Seulement, on distingue encore d'une manière nette et précise tous les feuillets concentriques de ce corps. Les cristalloïdes sont intactes, réduites à l'état parcheminé, et recouvertes d'un enduit cristallisé.

Observation troisième. Le 24 août dernier, M. Lamarche (Étienne), corroyeur, demeurant à Lyon, rue Noire, 18, âgé de 23 ans, vint me consulter pour une affection de l'œil gauche qui remontait au 15 du présent mois.

A l'examen, je reconnus les symptômes suivants : cristallin cataracté passé dans la chambre antérieure de l'œil, inflammation de l'iris, injection violacée de la conjonctive et de la sclérotique, photophobie assez intense.

En m'enquérant des causes probables de cette affection, j'obtins les renseignements étiologiques que voici :

A l'âge de cinq ans, ce jeune homme, jouant avec un autre enfant de son âge, fut frappé sur l'œil gauche, par un morceau de chaux. Le coup fut assez violent pour provoquer une inflammation intense, accompagnée de douleurs vives dans l'intérieur du globe. M. Gensoul, consulté à cette époque, parvint, à l'aide d'un traitement anti-phlogistique, à faire disparaître l'inflammation traumatique. Mais, à la suite de cet accident, la vue resta nulle, quoiqu'il ne parût à l'extérieur aucune trace du coup reçu. Une amaurose complète avait donc été déterminée par la commotion produite par la cause traumatique. Cette paralysie ne subit aucune modification depuis lors.

Mais vers l'âge de 12 ans, apparut vers la partie inférieure de la prunelle, un point blanc opaque, de la grosseur d'une petite tête d'épingle; l'apparition de ce point ne fut accompagnée d'aucun symptôme sensible; seulement la tache fut, en grandissant peu à peu, de la partie inférieure à la partie supérieure de l'ouverture pupillaire; puis, quand elle eut atteint à peu près le double de sa grosseur primitive, elle resta stationnaire pendant une douzaine d'années.

Enfin, le 15 août 1850, sans qu'aucune cause appréciable puisse en rendre raison, sans secousse, sans chute, sans violence ni commotion extérieure, une douleur vive se manifesta dans l'œil gauche.

Cette douleur va croissant jusqu'au soir. Le malade, en regardant son œil dans un miroir, s'aperçoit alors que la tache blanche couvre toute la pupille; le soir même il peut constater qu'elle a changé de place et qu'elle a passé devant la prunelle. Ainsi donc, le cristallin s'est déplacé spontanément, a franchi l'ouverture pupillaire, et est venu se précipiter dans la chambre antérieure. Nous aurons à rechercher plus tard la cause probable de ce déplacement. Les douleurs augmentent alors, et procurent au malade la sensation d'un bandeau serrant violemment le front, au dessus des sourcils, et de lancées vives et piquantes s'irradiant de l'œil malade à tout le côté gauche de la tête. Par intervalles, ces douleurs se calment sans cependant cesser complétement. Une application de dix sangsues à la tempe, et des fomentations froides et astringentes sur l'œil, n'ayant fait disparaître ni ces douleurs, ni la phlegmasie, ce fut alors que le malade vint me consulter.

L'état de l'œil, décrit plus haut, me prouvait d'une façon évidente que la phlegmasie existante était entretenue par la présence anormale du cristallin dans la chambre antérieure de l'œil. L'indication à remplir était claire; il fallait débarrasser la première chambre de l'œil du corps étranger qui l'obstruait. Je proposai donc au malade l'opération, comme seul moyen de guérison. Bien que celui-ci comprît mes raisons, il hésita quelques jours, et ne se décida à se faire opérer que le 5 septembre.

Je dois dire que pendant cet intervalle de temps j'eus recours à quelques antiphlogistiques, à l'emploi de l'atropine en pommade et que ces moyens furent inutiles.

Au reste, je n'avais pas grande confiance dans leur application; mon expérience antérieure m'ayant mis à même de constater le peu de valeur des moyens thérapeutiques dans les cas de cette nature. En employant l'atropine, j'avais pour but de provoquer une dilatation pupillaire, assez considérable pour permettre la rentrée du cristallin opaque dans sa position normale. L'iritis, comme je le craignais, s'opposa à toute dilatation de la membrane iridienne.

L'opération fut simple, une incision faite à la partie externe et un peu inférieure de la cornée, suffit pour extraire à l'aide d'un crochet mousse la lentille cataractée. Elle fut accompagnée pourtant d'une évacuation considérable du corps vitré. Voici pourquoi : ici, comme dans l'observation qui précède, ce corps était réduit à l'état d'un liquide aqueux d'un jaune doré, ayant la consistance d'un julep gommeux. J'évalue à un quart au moins la portion du corps vitré sorti pendant l'extraction de la lentille.

Néanmoins, malgré l'évacuation considérable du corps vitré, et l'affaissement énorme du globe après l'opération, celle-ci n'eut point de suites fâcheuses, c'est tout au plus s'il se manifesta dans l'œil opéré quelques douleurs vagues, peu intenses, qui cédèrent au bout de quelques jours de repos et de soins; l'inflammation consécutive fut pour ainsi dire nulle. Et, au vingtième jour, il n'existait plus qu'une injection légère de la conjonctive des angles, accompagnée d'un peu de photophobie. La cicatrice de l'incision faite à la cornée, était complète et linéaire.

Aujourd'hui, deux mois après l'opération, il ne reste comme traces de celle-ci que la cicatrice cornéenne, et une déformation de la pupille. Cette ouverture est oblongue, plus large en haut qu'en bas, et offre assez l'aspect d'une poire. Le malade ne ressent aucune douleur, le globe de l'œil a son volume normal.

Le cristallin extrait a la forme et le volume d'une cataracte ordinaire ; mais il est d'un blanc mat, et ses premières couches sont formées par une matière dure, rugueuse, ayant la dureté et la solidité d'un sel très concret. On aperçoit cependant à travers ces couches ossifiées pour ainsi dire les vestiges de l'organisation interne du cristallin. En brisant cette couche pierreuse à sa partie postérieure, je trouvai la portion centrale du cristallin réduite à l'état d'un liquide jaunâtre, ressemblant énormément au corps vitré liquéfié écoulé pendant l'opération. Ce liquide pouvait former le tiers à peu près du cristallin, et occupait les couches centrales, les deux tiers supérieurs étaient formés par les couches pierreuses, qui recouvraient ce liquide et l'enveloppaient comme d'une boîte osseuse.

Si nous étudions maintenant avec soin ces trois observations remarquables, nous arriverons, je crois, en dépouillant scrupuleusement les faits, à trouver leur raison d'être et leurs causes probables.

Et d'abord, sous le rapport des causes de la cataracte, les différences de causalité sont évidentes. Dans le premier cas, la formation de la cataracte fut un des résultats probables de la congestion sanguine, qui envahit l'organe, tandis que dans le second et le troisième elle fut une des conséquences de la commotion, de l'ébranlement des humeurs de l'œil par la cause traumatique; ajoutons que dans la seconde observation, l'éclat de capsule atteignit peut-être le cristallin ou la cristalloïde antérieure, et donna ainsi naissance à l'opacité.

Quant à la cause de la dislocation et du déplacement spontanés du cristallin, les accidents survenus pendant l'opération chirugicale, lors de l'ouverture de la cornée, c'est-à-dire la fuite du corps vitré à travers la plaie, nous mettent sur la voie pour arriver à cette découverte. En effet, le synchisis, c'est-à-dire le ramollissement, la liquéfaction complète du corps vitré, vont nous donner la raison, et de la luxation spontanée de la lentille, et de ses changements continuels de position, de la chambre antérieure dans la chambre postérieure, comme dans l'observation deuxième.

Si on se le rappelle, nous avons trouvé dans les deux derniers cas, le corps vitré liquéfié, filant à travers l'ouverture de la cornée, et réduit à l'état d'un liquide jaunâtre, de consistance mucilagineuse. Eh bien! cette désorganisation complète de l'hyaloïde et du corps vitré est à mes yeux la cause matérielle des deux phénomènes singuliers qui accompagnèrent l'opacité du cristallin, sa luxation et son déplacement.

Voici l'explication que j'en donne :

Dans cet état de liquéfaction, l'humeur vitrée ayant perdu sa densité normale, doit nécessairement être mise en mouvement et recevoir l'impulsion du jeu des muscles de l'œil, et des secousses de la tête. Dès lors une contraction violente de l'appareil musculaire, ou bien une secousse brusque de la tête, peut imprimer à l'humeur vitrée un mouvement d'impulsion en avant ; la secousse communiquée au cristallin cataracté amènera la rupture des ses ligaments, si déjà ceux-ci n'ont été détruits par l'action désorganisatrice, et de la cataracte, et du liquide vitré malade ; le déplacement de la lentille, et son passage dans la chambre antérieure seront la conséquence de ce mouvement de propulsion en avant des humeurs de l'œil.

Une fois ceci admis, les changements de place de la lentille, tantôt de la chambre antérieure dans la chambre postérieure, et *vice versa*, s'expliquent tout naturellement par les changements de position de l'œil, et les mouvements oscillatoires d'arrière en avant, ou d'avant en arrière du corps vitré. C'est en effet ce qui arrivait, dans l'observation deuxième. On se rappelle que pendant la nuit, dans la position horizontale, la tête renversée en arrière, le cristallin cataracté passait derrière l'iris, dans la chambre postérieure ; puis, dans la position verticale, c'est-à-dire quand le malade était levé et debout, le cristallin ne tardait pas à franchir la pupille et à venir se replacer dans la première chambre de l'œil. Ces mouvements oscillatoires de l'humeur vitrée ne peuvent être niés ; car on les aperçoit d'une façon très visible, produisant le tremblotement perpétuel de l'iris, à la suite d'un grand nombre d'opérations de cataractes par abaissement.

Cette manière d'expliquer le phénomène de la luxation spontanée, n'est-elle pas plus simple, plus rationnelle que celle qui a été donnée par plusieurs auteurs, et qui est reproduite en ces termes, par notre savant confrère, le docteur Sichel, dans son traité *de l'ophthalmie, de la cataracte et de l'amaurose.* « Quelques sujets, par suite de certai-
» nes conditions physiologiques inconnues, chez
» lesquels existent probablement une grande ex-
» tensibilité et une grande contractilité dans les
» liens naturels du cristallin, de cette partie
» qu'Adams a appelé le ligament suspenseur de
» ce corps, possèdent le fâcheux privilège de faire
» à volonté passer le cristallin d'une chambre de
» l'œil dans l'autre, et de lui faire reprendre sa
» position naturelle (1). » Comment admettre que cette fibre linéaire imperceptible qu'on décore du nom de ligament suspenseur, puisse, dans certaines conditons physiologiques, acquérir une force de contractilité et de relâchement, la première assez énergique, la seconde assez étendue, pour, dans le premier cas, retirer par sa contraction le cristallin passé dans la chambre antérieure, et dans

(1) Sichel, p. 498.

le second, par son extention l'accompagner jusque dans cette pérégrination vraiment extraordinaire. Il y a là, selon moi, une hypothèse qui ne peut résister à la plus simple observation anatomique.

Le sinchisis ou la liquéfaction du corps vitré est donc pour moi la cause évidente de la luxation spontanée du cristallin; ce ramollissement accompagne toujours ce genre de luxation à un degré plus ou moins avancé. Ainsi, dans l'observation première, il n'était pas arrivé à une liquéfaction aussi complète que dans les deux autres cas; mais il était facilement reconnaissable au degré de mollesse et d'affaissement du globe oculaire, quand on l'explorait avec le doigt. Au reste, cette coïncidence du synchisis a été observée par une foule d'auteurs, par Demours, Saint-Yves, Pellier de Quengsy, Deshayes Gendron et beaucoup d'autres (1); mais, nul ne lui avait accordé l'importance de causalité que nous lui avons reconnu, en réfléchissant aux phénomènes qu'elle détermine.

Si nous examinons maintenant les effets du déplacement du cristallin, nous les trouverons iden-

---

(1) V. Demours, *Traité des Maladies des yeux*, tome III, page 393. — St-Yves, *Traité des Maladies des yeux*, page 210. — Pellier de Quengsy, *Cours d'opérations sur les yeux*, tome I, page 897. — Deshayes Gendron, *Traité des Maladies des yeux*, page 265.

tiques partout. Leur conséquence première est comme toujours une phlegmasie interne, qui se manifeste plus particulièrement dans l'iris, à cause des rapports directs de cette membrane avec le corps déplacé. Dans les cas de cataracte pierreuse, l'ossification et la ruguosité de la lentille sont deux raisons de plus pour produire la phlegmasie et l'entretenir.

Deux mots, en terminant, sur les différences que nous avons reconnues entre les lentilles extraites. Dans le premier cas, on ne retrouve aucun vestige de l'organisation primitive du cristallin. Le corps extrait est un noyau informe, bosselé, où on ne voit ni capsules, ni cristallin; c'est une concrétion calcaire, en tous points semblable à ces petits débris d'os qui sortent quelquefois des articulations digitales de certains goutteux. Dans le second cas, au contraire, l'appareil cristallinien est intact quoique ossifié; on reconnaît d'une manière très distincte les capsules réduites à l'état parcheminé, le cristallin et ses feuillets concentriques superposés par couches symétriques du centre à la circonférence. Enfin, dans la troisième observation, les couches externes seules de la lentille sont ossifiées, le centre est réduit à l'état d'un liquide jaunâtre; ce liquide est enveloppé comme dans une boîte osseuse. Ces différences, dans les lentilles ossifiées, peuvent-elles s'expliquer par le degré d'ancienneté de la maladie, ou bien faut-il admettre, pour le premier cas, une fêlure de la capsule, lors de la dislocation du cristallin, fêlure qui aurait permis l'absorption de la lentille, cette dernière hypothèse me paraît moins probable.

Enfin, au point de vue de l'ossification des cristallins, ces trois observations prouvent encore, d'une manière évidente ; 1° que l'espèce de cataracte, que les auteurs signalent sous le nom de cataracte pierreuse, n'affecte jamais que les personnes qui sont atteintes de bonne heure d'opacité du cristallin, et chez lesquelles la cataracte reste de longues années en place ; 2° que la cataracte pierreuse ne se montre que dans des circonstances tout-à-fait exceptionnelles, et alors que l'opacité du cristallin est due à des causes essentiellement différentes de celles qui produisent d'ordinaire cette maladie de la lentille ; 3° que certaine altération particulière, inconnue, des liquides ou des humeurs de l'œil, pourrait bien, à mon avis, être la cause chimique de cette pétrification du cristallin et de ses enveloppes, la coïncidence du synchisis du corps vitré, dans ces cas, me porte à le penser, et je ne serais pas éloigné de croire que l'ossification du cristallin est une conséquence de la désorganisation de cette humeur de l'œil. Des recherches chimiques peuvent seules prouver la vérité de cette assertion aujourd'hui encore problématique.

Pour compléter l'étude des divers modes de déplacement et de luxation de la lentille cristalline, je terminerai mon travail par l'observation suivante, qui est un des cas les plus curieux que j'aie rencontrés depuis bientôt dix années que je m'occupe spécialement d'ophthalmologie. Je la publie et la livre aux réflexions de mes confrères, parce que je la crois intéressante sous plusieurs points de vue, et qu'elle n'a pas, je crois, d'analogue dans la science; du moins, je ne me rappelle pas avoir trouvé dans les auteurs qui ont écrit sur la matière, aucun cas qui puisse lui être comparé, tant sous le rapport des lésions que sous celui des résultats.

Observation quatrième. — Le 31 août 1847, madame Peyronnier, concierge, rue de la Préfecture, n° 2, à Lyon, âgée de 52 ans, se présenta à ma consultation. Cette personne me raconta que, le 14 du même mois, en voulant séparer deux hommes qui s'étaient pris de dispute et vidaient leur querelle à coups de poing, elle avait reçu de l'un d'eux un soufflet à poing fermé sur l'œil gauche. La conséquence immédiate du coup avait été la formation d'une tumeur dans l'angle interne de l'œil, l'abolition de la vision, plus, une large ecchymose comprenant les membranes du globe, ainsi que les tissus palpébraux. Ces différentes lésions étaient accompagnées de violentes douleurs dans l'organe frappé.

Sitôt l'accident arrivé, la malade fit appeler un de mes confrères, qui ordonna une application de sangsues autour de l'orbite, et des fomentations froides sur l'œil malade, avec un mélange laudanisé. Quelques jours plus tard, on eut recours à un purgatif et à un vésicatoire derrière l'oreille gauche. Ces moyens, n'ayant procuré aucun soulagement, la malade, inquiète surtout de la présence de la tumeur oculaire, vint me demander mon avis sur son affectiou.

A l'examen de l'œil, je reconnus les lésions suivantes :

1° Dans l'angle interne de l'œil gauche, tout près de la jonction de la cornée avec la sclérotique, et à peu près au centre de l'ouverture palpébrale, tumeur ovoïde, de la grosseur d'un pois rond. La base de cette tumeur est rougeâtre, le sommet, légèrement aplati, offre une teinte jaunâtre bien caractérisée.

2° Tout autour de la base de la tumeur, large ecchymose violacée embrassant tout le grand angle.

3° Dans la chambre antérieure, à la partie déclive et interne, épanchement de quelques gouttelettes de sang rutilant.

4° Le *tomentum* qui recouvre la surface antérieure de l'iris est terne, offre une teinte grisâtre, symptôme d'une phlegmasie peu avancée de la membrane.

5° Vers la partie inférieure et un peu interne de cette même membrane, et un peu au-dessous de cet épanchement, décollement partiel de l'iris, large d'un millimètre à peu près, ayant la forme d'un V renversé.

6° Pupille largement dilatée, noire, mais complètement immobile. Elle peut avoir le double de ses dimensions ordinaires.

7° Vision abolie, amaurose.

La cornée transpaernte est saine, les humeurs profondes de l'œil ne paraissent ni troublées, ni altérées. Le sclérotique et la conjonctive du petit angle n'offrent aucune injection vasculaire, les paupières ont cette teinte jaunâtre des tissus ecchymosés depuis quelque temps. La malade accuse de violentes douleurs dans l'organe attaqué, et dans tout le côté correspondant.

En palpant la tumeur du grand angle, je reconnus qu'elle était dure, résistante, si ce n'est vers le sommet qui présentait une fluctuation légère, ce qui, joint à sa couleur jaunâtre signalée, m'indiqua la présence du pus. J'hésitais cependant à en faire l'ouverture, incertain que j'étais de sa nature, et par conséquent des conséquences de mon opération, lorsqu'en examinant attentivement le fond de l'œil, je crus m'apercevoir de l'absence du cristallin à une profondeur anormale de la chambre postérieure, accompagnée d'un certain mouvement oscillatoire de l'iris. Une idée subite frappa mon esprit, et éclaira mon diagnostic. Le coup reçu sur l'œil n'avait-il pas pu amener le déchirement et la rupture des fibres de la sclérotique, et occasionner une ouverture assez large pour avoir permis au cristallin disloqué de s'échapper au dehors ? Dans cette hypothèse, la tumeur n'était-elle pas la conséquence de la présence du cristallin sous les faisceaux de la conjonctive ?

Obéissant sans hésiter à cette idée, je pris un couteau à cataracte, je le plongeai dans la tumeur, et y fis une ouverture de la largeur à peu près d'une petite saignée. Mon diagnostic était juste. Une goutte de pus sortit de la tumeur, et je retirai au bout de mon kératotôme un corps ayant la forme d'une lentille, que je reconnus de suite être le cristallin. Il était intact et enveloppé de ses cristalloïdes.

La ponction faite, et le corps étranger extrait, la tumeur s'affaisa sur elle-même, et il ne resta qu'un peu de boursoufflement de la muqueuse oculaire. La malade accusa de suite une sensation de mieux marqué. Je pansai l'œil opéré avec des compresses trempées dans de l'eau blanche froide ; j'ordonnai de continuer ces fomentations toute la journée, et un purgatif pour le lendemain.

L'opération faite, les douleurs diminuèrent et s'évanouirent complètement au bout de quarante-huit heures. La phlegmasie consécutive fut, pour ainsi dire, nulle. L'ecchymose suivit sa marche ordinaire; l'œil, au bout de huit jours, était revenu à son état normal, et, à cette époque, tous les accidents inflammatoires étaient dissipés.

Aujourd'hui, l'œil n'a conservé, comme traces d'un accident aussi grave, qu'une immobilité complète de la pupille, et une mydriasis permanente, double conséquence de la paralysie des fibres de l'iris. C'est en vain que j'ai dirigé contre cette lésion tous les excitants mis en usage d'ordinaire, je n'ai amené aucune amélioration. En outre, le décollement partiel que j'ai signalé plus haut s'est maintenu, et existe encore, un peu plus petit cependant.

Mais, la médication excitante, sans action sur la paralysie de l'iris, a provoqué une réaction heureuse sur les membranes nerveuses du fond de l'œil, et la rétine, sous leur influence, a repris de la force. Ce qui le prouve, c'est que la malade a recouvré assez de vue pour pouvoir se conduire facilement en se servant de verres à cataracte.

Si nous cherchons maintenant à nous rendre compte de l'accident et des lésions qu'il a entraînées à sa suite dans l'organe frappé, nous arriverons, je crois, à en donner une explication satisfaisante. Voici notre raisonnement.

Le coup qui a atteint cette femme, a frappé d'aplomb sur l'œil gauche, et dans une direction oblique, de la tempe vers le nez. Il a eu pour effet immédiat une compression violente du globe, et le refoulement des humeurs de l'œil, de dehors en dedans. Dans ce mouvement de refoulement des humeurs, la sclérotique de l'angle interne s'est trouvée comprimée avec force sur le plancher osseux de l'orbite; ses fibres distendues ont cédé sous l'effort et se sont déchirées. Alors le cristallin, détaché violemment de ses ligaments suspenseurs, est venu se précipiter à travers la déchirure de la sclérotique, et dans le mouvement de retrait des humeurs, après la cessation de l'action compressive, il est resté logé sous les tissus sous-conjonctivaux.

La violence du coup explique aussi d'une façon toute naturelle la rupture des attaches ciliaires de la partie inférieure de l'iris et le décollement partiel de cette membrane. Quant à l'épanchement de sang que nous avons remarqué dans la chambre antérieure, il provenait, cela ne peut être douteux, de la rupture de quelques branches du réseau vasculaire, qui tapisse la face postérieure de l'iris, à l'endroit du décollement. Il est évident aussi que la paralysie instantanée de la rétine, et la mydriasis, sont deux conséquences analogues de la compression et du coup.

Deux circonstances remarquables encore dans cette observation, c'est : 1° l'absence d'ophthalmie aiguë, soit interne, soit externe, à la suite de lésions aussi graves, aussi profondes, interréssant des membranes si délicates et si susceptibles de s'enflammer; 2° la disparition complète de la paralysie des membranes nerveuses du fond de l'œil, et le rétablissement du sens de la vue, après une amaurose si subite et si complète.

M. le docteur Barrier, chirurgien en chef de l'Hôtel-Dieu, a depuis lors eu l'occasion de constater deux cas, à peu près analogues, qu'il a consignés dans sa *Gazette médicale de Lyon*.

Au reste, ces trois cas rentrent dans la catégorie des luxations traumatiques de la lentille.

QUELQUES OBSERVATIONS DE PUPILLE ARTIFICIELLE.

Les cas ophthalmiques pour lesquels on est obligé d'ouvrir artificiellement une prunelle dans l'œil, ne sont pas rares dans la pratique d'un spécialiste.

C'est qu'en effet les causes qui peuvent déterminer l'atrésie ou l'occlusion complète de la pupille sont nombreuses en ophthalmologie. Parmi elles se placent en première ligne les opérations de cataracte suivies d'inflammation ; viennent ensuite toutes les phlegmasies, quelle que soit leur nature, quelle que soit leur espèce, qui intéressent l'iris et les membranes internes, et qui entraînent à leur suite, soit l'occlusion complète de la prunelle, soit le rétrécissement de cette ouverture avec développement de fausses membranes dans sa portion demeurée ouverte.

Cependant, il faut l'avouer, soit à cause de la délicatesse et de la difficulté que présente ce genre d'opération, soit parce que les malades ont peu de confiance ou redoutent peut-être une manœuvre opératoire qui leur semble fort extraordinaire, il est encore aujourd'hui une infinité de personnes qui demeurent aveugles alors qu'il y a espoir bien fondé pour elles de recouvrer la vue. Si, dans ces cas, on peut pardonner tout en les déplorant, la crainte et l'apréhension qui font rejeter au malade un moyen qui est une dernière ressource pour lui; au point de vue de la science et de l'humanité, on doit gémir sur la timidité impardonnable du chirurgien.

Sous ce double rapport, toutes les observations de cette espèce, bien recueillies, sont donc importantes; car elles prouvent toutes leurs ressources que la chirurgie offre au malade et à l'opérateur, dans des cas, pour ainsi dire, désespérés.

Les observations suivantes, que je choisis parmi plusieurs autres de même nature, seront des preuves de la vérité de cette assertion.

Elles me serviront en même temps à faire quelques réflexions sur la valeur de certains procédés opératoires conseillés pour ce genre d'opérations.

Observation première. Le 15 avril 1846, madame Germani Berthier, de Ville-sous-Jargnoux (Rhône), âgée de 58 ans, se présente à mon cabinet pour me consulter sur une affection oculaire dont elle était atteinte depuis plus d'une année.

A l'examen je reconnus une cataracte complète de l'œil gauche, compliquée d'adhérences avec l'iris (synéchies-postérieures), et de rétrécissement de la prunelle; la cristalloïde antérieure participait évidemment au trouble du cristallin : il y avait donc cataracte capsulo-lenticulaire. Les autres membranes de l'œil paraissaient saines; la pupille avait peu ou point de mobilité; les synéchies expliquaient ce défaut de contraction. La malade percevait distinctement les différences d'ombres et de lumière.

L'œil droit était atteint d'un commencement d'opacité cristalline, mais la malade voyant encore à se conduire de cet œil, je conseillai l'opération de l'œil gauche.

Cette malade entrée à ma maison de santé ophthalmique, fut soumise à l'opération le 18 avril.

L'opération fût faite par extraction, ma méthode ordinaire sauf les cas exceptionnels. Sitôt la cornée ouverte, à l'aide d'une petite pince *adhoc*, je fus saisir le feuillet antérieur de la cristalloïde opaque, et je parvins à l'extraire par de légères tractions ; puis je fis sortir le cristallin par les pressions de doigts usitées. La pupille paraissant, après cette sortie, encombrée encore de quelques lambeaux membraneux dus probablement à l'opacité du feuillet postérieur de la capsule, je déchirai en tous sens cette membrane par mon procédé ordinaire (kystotomie postérieure). L'ouverture pupillaire devint immédiatement d'une belle couleur noire, dégagée de toute apparence de trouble, et la malade aperçut alors quelques objets. — Pansement des opérés de cataractes.

Aucune phlegmasie aiguë ne suivit cette opération ; mais, vers le quinzième jour, une inflammation lente s'empara des membranes internes, sans qu'on put en apprécier la cause ; et, malgré tous les moyens dirigés contre elle, cette irritation amena peu à peu le rétrécissement, puis l'occlusion complète de l'ouverture pupillaire. L'opération n'eut donc pas le succès que les premiers jours qui la suivirent avaient fait espérer.

A six mois de là, le 14 septembre de la même année, cette personne revint me trouver. L'œil droit, dont elle voyait encore à se conduire lors de son premier séjour à mon établissement, était alors complètement cataracté, mais le cristallin seul paraissait opaque ; sa cristalloïde avait été épargnée.

J'opérai ce second œil par extraction, et voici pourquoi ;

c'est que par ce procédé opératoire j'avais évidemment moins de chance d'ophthalmie interne que par abaissement. L'opération fut exempte de toute complication. Je ne crus pas utile de déchirer la cristalloïde postérieure après la sortie du cristallin, la pupille se trouvait alors complètement débarrassée de toute espèce de trouble.

Les suites de cette seconde opération furent en tout identiques à celles de la première. Point de phlegmasie aiguë, mais vers le douzième jour inflammation de l'iris, puis resserrement graduel et atrésie complète de la pupille. Cependant, en prévision de cet accident, j'étais allé au-devant par l'emploi d'anti-phlogistiques énergiques; joint aux pommades belladonisées, pour entretenir la dilatation pupillaire. — La seconde opération n'eut pas plus de succès que la première.

Fort heureusement, j'avais à faire à une malade intelligente, qui s'étant trouvée, à deux reprises, à ma maison de santé ophthalmique, avec un grand nombre d'opérés de cataracte qui étaient guéris, comprit bien que son insuccès n'était pas la faute de l'opérateur. Aussi lorsque je lui dis qu'il y avait encore espoir de recouvrer la vue accepta-t-elle une troisième épreuve, sans hésitation.

L'opération qui restait à faire, était l'ouverture d'une pupille artificielle dans chaque œil.

Voici quel était l'état des yeux au moment où fut pratiquée l'opération, le 1er juin 1847, huit mois parconséquent après la seconde opération de cataracte.

OEil gauche. — Cicatrice blanchâtre de la largeur d'un millimètre à peu près, intéressant la portion inférieure de la cornée, dans l'endroit où avait été faite la section. Les trois quarts supérieurs de cette membrane sont transparents. Chambre antérieure pour ainsi dire nulle. L'iris est accolé à la cornée. La teinte de cette membrane est un peu plus foncée que de l'autre côté. Les fibres semblent froncées. Point de trace de pupille. La perception de la lumière existe.

Œil droit. — Même cicatrice au lieu de la section de la cornée. Chambre antérieure diminuée de profondeur. Léger refoulement de l'iris en avant : mais cette dernière membrane est saine. Point de vestige d'ouverture pupillaire. Perception de la lumière.

Je décidai l'opération aux deux yeux en même temps. Seulement afin d'épuiser toutes les ressources, je crus devoir employer deux procédés opératoires différents. En conséquence je choisis la méthode par excision (iridectomie) pour l'œil gauche, et la méthode par décollement (iridodyalisis) pour l'œil droit. Ces deux opérations furent pratiquées de la manière suivante :

Iridectomie. — Avec un couteau à cataracte, je fis une incision de la cornée au lieu ordinaire, dans la première cicatrice par conséquent. Seulement j'eus soin d'inciser dans le même temps l'iris. Alors, avec des ciseaux *adhoc,* introduits à travers l'incision, je parvins à exciser une portion de l'iris, et à pratiquer ainsi une ouverture, ayant à peu de chose près les dimensions de la pupille ordinaire. Seulement, au lieu d'être ronde et centrale, la prunelle artificielle avait la forme d'un petit quadrilatère à côtés fort inégaux, et se trouvait placée un peu plus haut et un peu plus en dehors que dans l'état normal. Cette manœuvre opératoire fut accompagnée de l'évacuation d'une portion assez considérable d'humeur vitrée, l'œil fut pansé comme après l'opération de la cataracte.

Iridodyalisis (œil droit). — J'introduisis une aiguille à cataracte par la scélérotique, comme pour l'abaissement. Je lui fis traverser l'iris d'arrière en avant, vers la partie supérieure externe de cette membrane ; puis, à l'aide d'une pression légère du plat de l'instrument, j'obtins un décollement assez considérable. Ce décollement fut accompagné, comme je l'ai toujours vu, d'une hémorrhagie interne, qui obstrua de suite et presque complètement la chambre antérieure et suivant toute probabilité la postérieure. L'œil fut pansé, et on appliqua de suite quelques sangsues aux mastoïdes.

Les suites de cette double opération furent aussi heureuses qu'on pouvait le désirer. Dans l'œil droit seul se manifestèrent quelques lancées douloureuses, pendant les premiers jours. Au bout de 10 à 12 jours tout se calma.

Le 12 juillet, 42 jours après l'opération, la malade pouvait rentrer chez elle. — A cette époque, l'œil gauche avait parfaitement recouvré la vue. La pupille artificielle était nette, très bien conservée, assez large, et les plus petits objets étaient facilement aperçus à l'aide d'un verre à cataracte du n° 3 1/2. Quant à l'œil droit, opéré par décollement de l'iris, la vue n'était point rétablie, la pupille ouverte s'était à peu près refermée, et la petite portion demeurée libre était trouble. L'iris paraissait désorganisé, et quoiqu'il n'existât plus aucun symptôme de phlegmasie, l'œil ne percevait plus le jour. Je regrette sincèrement de ne pas avoir opéré ce second œil par excision ; car je suis convaincu aujourd'hui que ce procédé eût amené un résultat aussi avantageux que de l'autre côté, surtout quand je considère que cet organe était évidemment dans de meilleures conditions que son congénère.

Cette observation est une preuve évidente, palpable, des ressources inespérées qu'on peut parfois trouver dans la chirurgie, sur des yeux pour ainsi dire désorganisés, en même temps qu'elle montre d'une façon nette et précise la supériorité du procédé par excision, sur celui par décollement.

Observation deuxième. Martine Michaud, de Saint-Sèze (Nièvre), âgée de quarante-deux ans, d'un tempérament sanguin, se présenta à mon cabinet le 3 septembre 1842, pour une cécité complète. Cette femme me fournit sur les causes de sa Maladie les renseignements suivants.

Atteinte, il y a treize ans, de cataracte double, elle fut opérée une première fois de l'œil gauche par un chirurgien de Nevers, il y a douze ans à peu près. Elle ignore quel procédé opératoire fut employé. Deux ans plus tard, un médecin de Paris, de passage en la même ville, opéra le second œil par extraction. Le résultat fut complètement nul aux deux yeux, et malgré cette double opération, la malade resta aveugle comme avant.

L'état des yeux, à l'époque où je vis la malade, était le suivant :

OEil gauche. — Albugo épais, occupant les trois quarts inférieurs de la cornée. Derrière la portion de cette membrane demeurée transparente, on aperçoit une teinte noirâtre, à travers laquelle il est impossible de reconnaître aucune trace de fibre de l'iris, et de chambre antérieure. Le globe est aplati, déformé, atrophié. La vue est nulle ; il n'y a même pas perception de la lumière. — OEil incurable.

OEil droit. — Le quart inférieur de la cornée est recouvert d'un albugo épais, résultat probable de la suppuration du lambeau, après l'extraction. La chambre antérieure a perdu peu de chose de sa profondeur normale. — L'iris paraît sain. — La pupille, presque complètement fermée, est oblongue, de la largeur à peu près d'une petite tête d'épingle, et obstruée complètement par une fausse membrane épaisse et blanche. La partie inférieure de l'iris, probablement herniée en dehors après l'opération, est demeurée pincée dans les lèvres de l'incision, et a déterminé cette déformation de la prunelle que l'on voit aujourd'hui. Les membranes internes paraissent saines. — La malade perçoit parfaitement les différences de lumières avec cet œil. On peut dans ces conditions tenter d'ouvrir une prunelle artificielle. Je conseille cette opération, qui est acceptée par la malade et pratiquée le 5 du même mois.

Le procédé opératoire employé fut l'iridectomie. L'opération fut pratiquée de la manière suivante. Je plongeai un kératotome dans la cornée, en ayant soin de faire mon incision dans la portion déjà opaque de cette membrane, pour éviter toute nouvelle trace d'opération. Aussi, dans la chambre antérieure, je fis glisser la pointe de mon couteau derrière l'iris, de manière à intéresser cette membrane dans ma section. J'introduisis alors par l'ouverture pratiquée les branches d'une paire de ciseaux à pupille, à l'aide desquels je pus pratiquer dans le centre supérieur de l'iris une double incision en V, ayant pour but d'exciser une portion de cette membrane, afin de livrer ainsi un passage aux rayons lumineux. Cette manœuvre terminée, on put apercevoir la prunelle artificielle qui offrait une belle couleur noire, et la malade distingua de suite quelques objets. — Pansement des opérés de cataracte.

Aucune complication ne vint entraver les suites de cette opération. Quelques douleurs névralgiques du côté droit de la tête furent le seul accident consécutif; encore cédèrent-elles promptement à l'emploi de quelques antispasmodiques. Au vingtième jour de traitement, la malade était pour ainsi dire guérie.

A cette époque, la cicatrice de la cornée était complète. Il ne restait plus comme trace de l'opération pratiquée qu'une injection vasculaire d'un rose pâle intéressant la conjonctive des angles. — L'ouverture artificielle pratiquée dans l'iris était parfaitement conservée. Elle avait la forme d'un petit triangle dont la base correspondait à la partie supérieure de la prunelle, et dont le sommet touchait presque la partie supérieure de la circonférence de la cornée. Cette pupille était très nette, d'une belle couleur noire; la vue était assez bonne pour permettre à la malade de distinguer la pointe d'une épingle de la tête. — Réussite complète.

Observation troisième. Le 22 mars 1848, j'opère dans ma maison de santé ophthalmique, M. N***, propriétaire, du Crest (Loire), atteint d'une cataracte lenticulaire double. L'opération faite par extraction va très bien jusqu'au cinquième. Dans l'après-midi de ce jour, le malade, fatigué d'une démangeaison des paupières, frotte inconsidérément ses yeux, dans un moment d'oubli, du revers de ses mains. — Cette pression est assez forte pour déterminer l'évacuation d'une certaine quantité d'humeur vitrée à travers les lèvres de l'ouverture de la cornée, non encore solidement réunies. Cet accident est suivi d'une inflammation assez intense, accompagnée de suppuration, qui entraîne à sa suite l'occlusion de la pupille aux deux yeux.

Quarante jours après cet accident, la phlegmasie était disparue. Les yeux présentaient alors un aplatissement des deux cornées, plus considérable dans l'œil droit, deux albugos épais occupent le tiers inférieur des cornées et une atrésie pupillaire complète. Les iris étaient sains, la perception de la lumière existait aux deux yeux. Je tentai une opération de pupille artificielle dans l'œil gauche, l'atrophie bien évidente du globe droit me donnant peu d'espoir pour une opération de ce côté.

L'opération fut faite par excision (iridectomie). La pupille, ouverte artificiellement, est située dans la partie supérieure externe de l'iris, elle est un peu oblongue, dentelée. — La phlegmasie consécutive fut à peu près nulle. — Le malade y voit parfaitement avec un verre convexe du n° 4 1/2. J'ai revu cet opéré le 17 juin 1850. — Sa vue s'est conservée et s'est même encore améliorée.

Observation quatrième. Le 8 avril 1841, je pratiquai une pupille artificielle par décollement (iridodyalisis) sur l'œil droit de la fille Marie Allin, de Queyras (Gironde). Voici dans quelles circonstances.

A la suite d'ophthalmies lymphatiques répétées dans son enfance, cette fille avait fini, à seize ans, par perdre complètement la vue des deux yeux. Un albugo épais occupait toute la cornée de l'œil gauche, et ne laissait aucune ressource d'opération de ce côté. Les deux tiers inférieurs de la cornée droite étaient aussi recouverts d'une large tache blanchâtre ; mais le tiers supérieur étant demeuré transparent. Ce fut derrière cette portion de cornée lucide que j'essayai d'ouvrir une pupille artificielle.

Cette opération fut exécutée assez facilement, et n'amena aucune inflammation aiguë. Mais la portion d'iris décollée de sa circonférence s'est décollée peu à peu, et l'ouverture pratiquée s'est refermée pour ainsi dire complètement. De plus, la malade qui percevait parfaitement la lumière avant l'opération, ne distingue plus aujourd'hui le jour de l'obscurité. L'iritis consécutive et l'hémorrhagie interne considérable, provoquée par le déchirement du réseau vasculaire qui accompagne les procès ciliaires, sont, suivant moi, les deux causes principales de ces fâcheux résultat.

Observation cinquième. M. Girodiat, de Thiers (Puy-de-Dôme), marchand de chevaux, âgé de 45 ans, d'un tempérament sanguin, se présenta à ma consultation le 31 mars 1840. Il me raconta que trois ans auparavant, il avait été atteint d'une violente inflammation des yeux, qui avait duré deux ou trois mois, et à la suite de laquelle il était demeuré complétement aveugle. A l'examen des yeux, nous reconnûmes que cette phlegmasie avait eu pour siége principal l'iris et la chambre postérieure de l'œil, et avait été suivie d'exsudations plastiques, d'adhérences postérieures et d'atrésie presque complète des pupilles. Il ne restait en effet qu'une ouverture très-étroite au centre des iris, ouverture entièrement obstruée par une fausse membrane. M. Girodiat m'apprit que, un an à peu près avant de venir à Lyon, il s'était rendu auprès d'un médecin de Clermont-Ferrand, qui, lui ayant dit qu'il avait une cataracte, l'avait décidé à une opération. D'après ce que nous en a dit le malade, nous croyons que cette opération fut faite par abaissement : le résultat en fut complétement nul. Il est probable que l'opérateur ne put parvenir à détacher les adhérences et à débarrasser la prunelle des membranes qui l'obstruaient. C'est l'œil gauche qui fut opéré.

En examinant attentivement l'œil droit, nous pûmes nous convaincre que toutes les membranes visibles à l'extérieur, cornée, conjonctive, sclérotique, iris, étaient dans leur état normal, et qu'il n'existait plus aucun signe de phlegmasie. Le malade percevant très-bien la différence du jour à l'obscurité, et voyant passer la main devant l'œil, il y avait lieu de croire aussi que la rétine était saine. L'indication à remplir, dans le cas présent, était donc d'ouvrir un passage aux rayons lumineux, pour qu'ils pussent parvenir jusqu'à la membrane nerveuse, puisque le passage normal leur était fermé par l'occlusion de la pupille. L'âge peu avancé du malade, son désir bien naturel de sortir de la cécité dans laquelle il était plongé, ne permettaient pas d'hésiter un seul instant à mettre en usage toutes les ressources que la chirurgie mettait à notre disposition. Or, deux moyens se présentaient pour arriver à ce résultat : il fallait, ou tenter sur l'œil droit une opération semblable à celle qu'on avait essayée sur le gauche, ou bien ouvrir une pupille artificielle pour remplacer l'ouverture naturelle accidentellement fermée et obstruée ; mais le résultat de la première opération n'était pas fait pour nous encourager à une tentative de la même nature, tentative que l'atrésie pupillaire et les adhérences rendaient tellement douteuse, que nous eussions regardé à deux fois avant d'en venir à ce mode opératoire. Restait donc l'ouverture d'une pupille artificielle à essayer, et c'est ce que nous résolûmes, tout en sachant bien d'avance que les complications de fausses membranes et d'opacité probable du cristallin étaient des conditions désavantageuses pour le succès de l'opération. Le malade entra à notre maison de santé ophthalmologique : il fut soumis pendant une dizaine de jours à un traitement préparatoire, composé de quelques antiphlogistiques légers, et au bout de ce temps, nous lui pratiquâmes l'opération de la pupille par excision (corectomie). Le procédé de Maunoir fut celui auquel nous donnâmes la préférence en cette occasion. Le manuel opératoire fut le suivant :

L'œil étant tenu comme pour une opération de cataracte ordinaire, l'opérateur enfonça la lame d'un kératotôme dans la cornée, à la hauteur où on la plonge ordinairement dans le procédé de l'extraction. Arrivé dans la chambre antérieure, il porta la pointe de l'instrument un peu en haut, la plonga dans l'iris, incisa cette membrane dans une étendue de trois millimètres à peu près, puis termina la section de la cornée en faisant sortir la pointe de son instrument par le point diamétralement opposé à celui par lequel il était entré. Ce premier temps de l'opération terminé, l'opérateur, armé de ciseaux à pupille, recourbés à angle droit, glissa sous l'iris, par l'incision pratiquée, une branche de cet instrument, et à l'aide de trois ou quatre coups portés en dedans et en dehors, il parvint à exciser une portion centrale de la membrane iridienne. Aussitôt cette ouverture faite, on put apercevoir le cristallin dont le centre était opaque et recouvert de fausses membranes. Il devenait donc essentiel, indispensable même, pour obtenir un résultat, d'enlever le corps opaque. Quelques pressions exercées sur le globe pour provoquer cette extraction n'ayant rien amené, à cause des synéchies, on introduisit sous la cornée et fit passer sous le cristallin une érigne d'or très-déliée, et après avoir accroché ce corps par sa partie postérieure, on parvint, à l'aide de légères tractions, à rompre les adhérences et à extraire le cristallin. Aussitôt cette manœuvre achevée, l'ouverture pratiquée devint noire, et l'opéré nous annonça avec joie qu'il y voyait. Comme la cristalloïde postérieure avait été enlevée avec le cristallin, il était inutile de faire la kystotomie postérieure, que nous eussions certainement mise en usage sans cela, de peur d'une cataracte consécutive. L'opération terminée, nous pansâmes l'œil avec la belladone, et le malade fut mis au lit. Les précautions et le traitement ordinaire après les opérations de cataracte furent employés. Aucun accident inflammatoire ne vint contrarier le succès de cette opération, qui, au premier abord, paraissait si grave et si compliquée. Après un mois de soins, la guérison était complète, la vue parfaitement rétablie. Avec des verres à cataracte du n° 3 1/2, M. Girodiat distingue les plus petits objets. La pupille ouverte est irrégulière et présente à peu près la forme d'un double V.

Observation sixième. Marie Rivière (de Sargnac), arrondissement de Tournon (Ardèche), âgée de 20 ans, d'un tempérament lymphatique, vint nous consulter au mois de juin 1846, en sortant de l'Hôtel-Dieu, où elle était restée quelques jours (salle Sainte-Marthe). Jugée incurable par le chirurgien qui l'examina, elle avait désiré, avant de retourner dans son pays, avoir l'avis d'un médecin spécial, et elle était venue nous trouver. A l'examen, nous constatâmes les lésions suivantes : albugos épais et considérables recouvrant les deux tiers à peu près de la cornée de l'œil gauche, dans les parties inférieure et médiane ; occlusion pupillaire, opacité presque complète de la cornée de l'œil droit ; cécité. La malade fait la différence du jour à l'obscurité. Ces altérations ont été le résultat d'une kératite scrofuleuse, accompagnée et suivie d'ulcères de la cornée et de phlegmasie interne ; maladie qui s'est continuée durant cinq années consécutives.

Comme on le voit, le cas était grave et présentait peu de chances d'amélioration ; l'œil droit n'en offrait même aucune. Les albugos étaient trop épais pour qu'on pût espérer de les faire disparaître. La pauvre fille était orpheline, sans ressources, avait 20 ans, et nous suppliait de faire tout notre possible pour lui rendre un peu de vue. Nous hésitâmes pourtant durant un mois entier, quoique nous eussions aperçu, au premier abord, la possibilité de donner un peu de vue en ouvrant l'iris dans sa partie supérieure et externe, en face de la portion de la cornée demeurée transparente. Mais il y avait tant de chances contraires à redouter en tentant une opération sur un œil fatigué par cinq années de phlegmasie ! Enfin, vaincus par les sollicitations continuelles de cette pauvre fille, nous la reçumes à notre établissement, et nous lui pratiquâmes l'opération.

Le manuel opératoire employé fut à peu de chose près le même que le précédent; j'ouvris la cornée dans sa partie opaque, un peu au-desous du point où on l'ouvre d'ordinaire dans l'opération de la cataracte. Du même coup, j'incisai l'iris transversalement; puis, à l'aide de ciseaux à pupille, introduits dans l'œil, je parvins à pratiquer une ouverture dans le point indiqué plus haut. Le cristallin fut extrait consécutivement, par morceaux. L'opération fut difficile et laborieuse. L'œil fut pansé avec la belladone et l'opérée soumise au traitement ordinaire. La phlegmasie consécutive fut à peu près nulle ; seulement la plaie de la cornée fut longue à se cicatriser.

Après un mois et demi de soins, la malade était guérie. L'opération, sans lui avoir rendu une vue parfaite, a eu pour résultat de l'amener à distinguer des objets assez petits : une montre, un couteau, des ciseaux. En examinant l'œil opéré, on aperçoit derrière la portion de cornée libre une ouverture noire assez large, mais qui est malheureusement divisée en deux portions inégales par un lambeau de l'albugo, qui s'irradie vers la partie supérieure et interne, et qui gêne la vision. Mais cette tache est peu épaisse, et nous pensons qu'elle pourra s'éclaircir avec le temps ; ce qui rendrait la vue plus nette et plus facile.

Observation septième. — M. Pain, de Romans (Drôme), âgé de soixante-dix ans, fut opéré par moi d'une cataracte de l'œil gauche, au printemps de 1850 ; l'extraction fut la méthode employée. Le second œil avait été prudemment opéré par abaissement, par un oculiste de passage, et s'était atrophié consécutivement.

Les premiers jours qui suivirent l'opération se passèrent

fort bien ; mais vers le huitième jour, une iritis se déclara, laquelle amena peu à peu l'occlusion complète de la pupille. L'opération n'eut donc pas le succès qu'on en attendait.

A six mois de là, en octobre de la même année, j'ouvris une prunelle artificielle, par le même procédé (l'iridectomie) indiqué dans les précédentes observations.

Le résultat fut aussi satisfaisant que possible. La pupille artificielle a les dimensions d'une pupille normale ; elle est située dans la portion interne et un peu supérieure de l'iris ; elle offre la forme d'un petit quadrilatère à côtés inégaux.

La vue est aussi bonne qu'après une opération de cataracte suivie de succès complet.

Observation huitième. — Au mois de septembre 1850, j'opérai par extraction l'œil gauche de madame ***, de Vaise, atteinte de cataracte cristalline compliquée d'adhérences. L'œil droit avait été, six mois avant, opéré de la même manière par un chirurgien de l'Hôtel-Dieu de Lyon. L'opération avait été suivie d'une occlusion pupillaire complète, et d'un albugo épais du tiers inférieur externe de la cornée transparente.

Les mêmes accidents consécutifs se reproduisirent après la seconde opération. Une phlegmasie lente de l'iris se manifesta, la pupille se resserra peu à peu et finit par se fermer complétement, et la malade perdit ainsi tout le bénéfice de la manœuvre opératoire.

A six mois de là, fin mai 1851, je résolus d'ouvrir une pupille artificielle dans le second œil, celui que j'avais opéré. Je choisis de préférence cet œil, pour deux raisons : la première, c'est qu'ayant fait et suivi moi-même l'opération et ses accidents consécutifs, je savais, par cela même, dans quelles conditions se trouvait cet organe ; la seconde, c'est que l'emplacement, pour ouvrir une pupille, était plus étendu, cet œil n'offrant qu'un léger albugo dans l'endroit de la cornée où avait été faite la section.

Le procédé employé, pour ouvrir la pupille, fut le même que dans l'observation précédente (l'iridectomie). L'opération fut suivie de succès, quoique l'ouverture pratiquée artificiellement dans l'iris soit très petite, de la largeur d'une petite tête d'épingle, et située dans la partie supérieure et un peu externe de la cornée. Malgré cela, la malade y voit à se conduire passablement, et est très heureuse de ce résultat.

J'ai l'intention, dans quelque temps, de tenter la même opération sur le second œil.

Observation neuvième. — Le 30 août 1851, M. Dussu, âgé de 68 ans, propriétaire à Beaumont (Drôme), vint me consulter pour une perte complète de la vue de l'œil gauche.

Ce malade, opéré au printemps dernier, à l'Hôtel-Dieu de Lyon, d'une cataracte, avait été atteint d'une phlegmasie consécutive, qui avait déterminé une occlusion complète de la pupille. La cornée transparente était parfaitement saine dans ses deux tiers supérieurs, le tiers inférieur était occupé par un albugo assez épais, résultat probable d'une inflammation du lambeau, après l'opération faite par extraction; l'iris, dans sa partie supérieure, était tiraillé en avant, et accolé à la cornée dans la cicatrice.

Le second œil, atteint à plusieurs reprises d'inflammations répétées, présentait de nombreux albugos, qui recouvraient presque complètement la surface de la cornée, et qui rendaient la vue de cet œil très imparfaite, ou, pour mieux dire, à peu près nulle.

Cette complication m'engagea à essayer une opération de pupille artificielle sur l'œil gauche.

Cette opération fut pratiquée le 1er septembre, à ma maison de santé ophtalmique. Le procédé employé fut l'iridectomie. A l'aide d'un couteau à cataracte, j'ouvris d'un seul coup la cornée, puis l'iris, dans sa partie centrale, un peu au dessus de la portion herniée et pincée dans la cicatrice cornéenne. Alors, j'introduisis entre les lèvres de l'incision, les lames de petits ciseaux recourbés sur le plat, avec lesquels j'incisai, en deux temps, un petit lambeau de l'iris, dans sa portion centrale et un peu externe. La pupille ouverte avait la forme d'un petit triangle ; le malade perçut de suite différents objets. Je pansai l'œil avec l'extrait de belladonne pur, et un plumasseau de charpie.

L'inflammation consécutive fut, pour ainsi dire, nulle ; seulement un petit épanchement de sang obstrua, pendant un mois, l'ouverture pratiquée, et me fit craindre une occlusion nouvelle ; mais, peu à peu, l'absorption s'en empara, et je pus m'apercevoir que l'ouverture était parfaitement conservée.

La pupille artificielle a conservé la forme qu'elle avait après l'opération ; elle est parfaitement transparente, d'un beau noir. Le malade, avec des verres à cataracte du n° 4, y voit à bien se conduire.

Il n'est peut-être pas d'opération chirurgicale qui ait donné naissance à une quantité de procédés opératoires aussi nombreux que celle de la pupille artificielle. Depuis Chéselden, qui, en 1735, inventa cette opération, jusqu'à nos jours, on pourrait compter au moins une centaine de chirurgiens qui ont imaginé des procédés différents. Ainsi, Sharp, Adams, Wenzel, Beer, Guérin, Janin, Demours, Forlenza, Georgi, Scarpa, Gibson, Maunoir, Langenbeck, Wisenbronn, Donegana, Schmidt, Baratta, Graëfe, Himly, et une infinité d'autres vantent leur méthode particulière. Mais, j'ai hâte de le dire, les manœuvres opératoires qualifiées du titre de procédés, consistent souvent soit dans un changement de forme des instruments employés, soit dans une modification insignifiante de la largeur, de la longueur, de la forme de l'incision, ou du lambeau de l'iris, soit dans la différence de ponction par la cornée ou par la sclérotique, soit encore dans la variété d'incision d'avant en arrière ou d'arrière en avant de la membrane iridienne.

Je n'ai pas l'intention, dans cet aperçu, de passer en revue et de donner mon opinion sur cette foule de procédoncules, dont la description est trop souvent fort peu intéressante au point de vue pratique. Je dirai seulement un mot des trois méthodes générales qui forment les trois grandes divisions de tous ces procédés divers.

Ces trois méthodes sont : 1° *l'iridotomie*, ou procédé par incision de l'iris, dont Chéselden eut le premier l'idée ; 2° *l'iridectomie*, ou méthode par excision de l'iris, dont Wenzel le père est l'inventeur ; 3° *l'iridodyalisis*, méthode par décollement du voile iridien, imaginée par Scarpa.

La première méthode, *l'iridotomie*, est aujourd'hui à peu près complètement abandonnée, parce qu'elle n'a pas fourni de succès pratiques. Cela se comprend. Une simple incision de l'iris, qu'elle fût verticale, horizontale ou oblique, devait, dans la grande majorité des cas, se refermer ou s'oblitérer bien vite par des exsudations plastiques, pendant la phlegmasie plus ou moins vive qui succède d'ordinaire à ce genre d'opération. Aussi les efforts que firent, pour faire revivre cette méthode opératoire, William, Adams, Guérin, de Lyon, et Janin ne servirent qu'à lui donner un éclat d'un jour, bientôt suivi d'un abandon presque absolu.

La seconde méthode opératoire, *l'iridectomie*, qui a pour but d'exciser une portion de l'iris, est, à mes yeux, celle qui présente le plus de sûreté dans les résultats. Sa supériorité sur toutes les autres méthodes me paraît incontestable, et, il faut le dire, elle est aujourd'hui à peu près incontestée. En effet, pour peu qu'on veuille y réfléchir, il restera évident pour tous qu'en enlevant un lambeau ou une portion de l'iris, on établit ainsi, par perte de substance, une ouverture artificielle, qui offre nécessairement bien moins de chances d'occlusion et de rapprochement, qu'une simple incision dans la membrane.

Le procédé que j'emploie le plus ordinairement pour faire l'iridectomie est une combinaison des deux procédés de Wenzel et de Maunoir, de Genève. Ainsi, avec le premier opérateur, j'incise avec un couteau à cataracte, et du même coup, la cornée et l'iris. Puis, comme Maunoir, une fois cette ouverture pratiquée, je glisse entre les lèvres de la plaie les branches d'une paire de ciseaux à pupille, dont la branche mousse est introduite derrière l'iris, tandis que la seconde branche glisse dans la chambre antérieure. Alors, une fois cet instrument introduit, je fais une double incision en V, dans l'iris, au point où je veux ouvrir la pupille artificielle. Avec les mêmes ciseaux, j'excise en dernier lieu le lambeau d'iris compris entre mes deux incisions. Ce dernier temps, l'excision du lambeau, que négligeait l'oculiste genevois, présente deux avantages : le premier, de donner lieu à une ouverture plus large et plus nette ; le second, de s'opposer à la réunion des fibres incisées. Je sais bien que, d'après Janin et Maunoir, la section en travers des rayons du diaphragme iridien suffit pour empêcher cette réunion. Mais, malheureusement, l'expérience pratique ne confirme pas toujours l'ingénieuse théorie de ces deux chirurgiens.

Dans le procédé par excision, beaucoup d'opérateurs ont pour habitude, au second temps de l'opération, d'aller saisir l'iris avec un crochet ou une pince, afin de l'attirer au dehors, à travers l'ouverture de la cornée, et d'en exciser une portion avec les ciseaux. Cette manière d'accrocher l'iris, ou de le pincer, me paraît défectueuse. J'y ai renoncé; et voici pourquoi. J'ai toujours remarqué que la pince ou le crochet déchirent, lacèrent, morcellent la membrane, et que souvent les tractions nécessaires pour faciliter la hernie de celle-ci dans l'incision de la cornée, amènent son décollement dans un point de la circonférence. Ce décollement, par l'hémorragie dont il est accompagné, et par les suites qu'il entraîne, m'a toujours paru compromettre le succès de l'opération. En remplaçant les pinces ou les crochets par les ciseaux à pupille, on évite toutes ces complications, et on fait plus facilement et avec moins de danger la pupille artificielle.

J'ajouterai que dans l'iris, comme dans toute autre partie du corps, les plaies par incision nette offriront toujours moins de chances inflammatoires que les plaies contuses, tiraillées et mâchées.

Enfin, grace à l'emploi des ciseaux, l'opérateur peut manœuvrer seul et tout à son aise. Avec un doigt il relève lui-même la paupière supérieure et maintient l'œil fixé, tandis que sa main droite, armée des ciseaux, exécute les divers temps de l'opération. Il ne lui faut que le doigt d'un aide pour abaisser légèrement la paupière inférieure. Il évite donc, par ce moyen, cet encombrement des aides, si gênant quand il faut opérer sur une surface qui présente aussi peu d'étendue que la partie antérieure du globe. C'est un immense avantage, suivant moi; car il est un principe important en chirurgie oculaire, c'est de réduire autant que possible toutes les manœuvres opératoires à leur plus simple expression. On comprendra l'avantage de cette simplicité opératoire, si on veut bien réfléchir qu'une pression maladroite d'un aide, soit pendant l'ouverture de la cornée, soit pendant les incisions de l'iris, soit enfin lors de l'extraction du cristallin, peut amener ou l'évacuation d'une portion considérable du corps vitré, ou le déplacement et l'abaissement de la lentille, ou le décollement de l'iris, et compromettre ainsi d'une façon plus ou moins grave le succès de l'opération.

Une dernière précaution qui reste à prendre, après que l'ouverture artificielle a été pratiquée dans l'iris, est relative à l'extraction du cristallin quand il est en place. Dans les cas de cette nature, je préfère, aux pressions de doigts ordinaires, l'emploi d'une petite érigne mousse, pour arracher le cristallin et l'extraire. J'introduis cet instrument jusque dans la chambre postérieure derrière la lentille, que, par de légères tractions, je retire au dehors. Voici la raison de cette préférence. Comme il est impossible, à la suite des manœuvres qui se sont passées dans les deux chambres que les capsules et quelques cellules de l'hyaloïde n'aient pas été plus ou moins froissées, quelquefois même déchirées, il y a toujours danger d'évacuation du corps vitré en exerçant sur le globe des pressions avec les doigts. D'un autre côté, on s'expose, quand la lentille cristalline a été déchâtonnée, à ne pas pouvoir parvenir à l'extraire. Ce dernier accident est plus fréquent qu'on ne le croit dans la pratique des chirurgiens inexpérimentés. Par l'emploi de l'érigne mousse on évite ces deux dangers.

Entourée des précautions que je viens de signaler, et modifiée suivant les cas qui s'offrent à l'observateur, la méthode par excision est celle qui fournira au praticien le plus de résultats satisfaisants. Les observations qui précèdent en sont des preuves évidentes. Je sais bien qu'on pourra peut-être objecter que cette manœuvre opératoire offre des difficultés d'exécution plus grandes que l'iridodyalisis, par exemple, opération simple s'il en fût, et que le premier élève peut faire aussi bien que le meilleur opérateur. Mais à cela je réponds que dans les opérations de cette nature, où l'adresse et l'habileté sont les premières conditions du succès, la question de difficulté doit être constatée au point de vue scientifique, mais ne peut jamais être donnée comme une bonne raison contre l'opération.

D'aprés ce qui précède, on comprend qu'il me reste peu de mots à dire sur la troisième méthode opératoire, l'*iridodyalisis*, dont on a pu soupçonner d'avance que j'étais peu partisan. Sans vouloir rejeter complètement cette méthode opératoire, je crois que le chirurgien ne doit y recourir que dans les cas excessivement rarès où, faute d'emplacement, nul autre procédé ne peut être mis en usage. Les opérations oculaires faites à l'aiguille sont beaucoup moins sûres et présentent beaucoup plus de chances d'insuccès que celles pratiquées avec des instruments tranchants. C'est là pour moi un fait acquis et prouvé par des résultats nombreux et irréfragables.

UNE OBSERVATION DE CATARACTE TRAUMATIQUE SURVENUE SUBITEMENT A LA SUITE D'UN COUP DE FOUDRE.

Le fait suivant mérite d'être signalé à l'attention des praticiens par sa rareté, et surtout parce qu'il éclairera peut-être d'un nouveau jour la cause d'une maladie inconnue jusqu'à présent, je veux parler de la cause qui donne naissance à la cataracte. Le voici dans toute sa simplicité :

Observation. — Le 10 avril 1846, la femme Beaudeau (Marie), âgée de trente-trois ans, d'un village du département du Puy-de-Dôme, dont je n'ai pu déchiffrer le nom sur mon livre d'observations, se présenta à ma consultation pour une maladie de l'œil gauche. Je reconnus à l'examen une cataracte capsulo-lenticulaire bien évidente, arrivée à son entier développement. La couleur d'un blanc parcheminé du centre du cristallin, me montrait que la capsule antérieure était opaque. La pupille jouissait de toute sa contractilité normale. La malade faisait parfaitement la distinction de l'obscurité à la lumière, et voyait encore le passage de la main devant l'œil cataracté. L'organe paraissait donc sain. L'œil droit n'offrait aucune trace de maladie. La vue était parfaite. En m'informant à cette personne des causes qui avaient pu amener le développement de la cataracte, causes qu'en raison de l'âge peu avancé de la malade, et de l'état sain du second œil, je soupçonnais être traumatiques, je me procurai les renseignements suivants :

Le 16 juillet 1856, dix ans par conséquent avant mon examen, cette paysanne fut surprise, en rase campagne, par un violent orage. Suivant un usage malheureusement trop commun aux gens de la campagne, pour éviter la tempête, elle fut s'abriter sous un arbre, au milieu d'un champ. Quelques minutes après elle tombait, frappée de la foudre. Des paysans qui, de loin, avaient vu l'accident, coururent à elle, la relevèrent, et la transportèrent à son domicile situé très près de l'endroit où elle était tombée. Tout le côté gauche du corps avait été sidéré par le fluide électrique. Le lendemain la malade s'aperçut qu'elle avait perdu la vue de l'œil gauche, et qu'il existait au centre de la prunelle une tache blanche qui interceptait le passage des rayons lumineux. Elle resta ainsi pendant dix ans, espérant toujours que sa vue reviendrait peu à peu à mesure qu'elle s'éloignerait du moment de l'accident.

La commotion électrique avait donc amené le développement, pour ainsi dire instantané, d'une cataracte dans l'œil gauche? Le fait ne peut être mis en doute. Comment expliquer l'opacité subite du cristallin en cette circonstance? La sidération du système nerveux par le fluide électrique peut-elle, agissant directement sur l'appareil nerveux cristallinien, rendre compte de cette altération de la transparence de la lentille? D'un autre côté, ne serait-il pas possible que l'ébranlement imprimé aux humeurs de l'œil et au cristallin, eût amené la rupture des attaches et de l'appareil nutritif de cette portion des humeurs de l'œil, et par suite l'opacité de ce corps. Dans tous les cas, quelle qu'en soit la véritable cause, ce qu'il y a de curieux à constater, c'est la promptitude extraordinaire de son développement.

Afin de m'assurer d'une manière certaine de l'état des membranes nerveuses du fond de l'œil, membranes que je crois parfaitement saines, je conseillai l'opération. Mais je ne pus, malgré tous mes efforts, parvenir à décider la malade à s'y soumettre. Je le regrette, car elle me paraissait dans d'excellentes conditions pour en obtenir un résultat heureux, et j'eusse pu, au point de vue de la science, recueillir une observation plus complète.

BIBLIOTHÈQUE NATIONALE R.F. IMPR.

TABLE DES MATIÈRES.

BAJAT ET Cᴱ, IMPRIMEURS A LA GUILLOTIÈRE.

BIBLIOTHEQUE NATIONALE DE FRANCE
3 7531021976890

www.ingramcontent.com/pod-product-compliance
Lightning Source LLC
LaVergne TN
LVHW020606230826
846091LV00002B/616

* 9 7 8 2 0 1 4 1 0 4 6 5 3 *